Sandra Anders, Markus Hochgerner

Konzentrative Bewegungstherapie

Sandra Anders, Markus Hochgerner

Konzentrative Bewegungstherapie

Praxis Psychotherapie Band 4

facultas

Bibliografische Information der Deutschen Nationalbibliothek

Die Deutsche Nationalbibliothek verzeichnet diese Publikation in der Deutschen Nationalbibliografie; detaillierte bibliografische Daten sind im Internet über http://dnb.d-nb.de abrufbar.

1. Auflage 2024

facultas Universitätsverlag, Stolberggasse 26, 1050 Wien, Österreich

Lektorat: Katharina Schindl, Wien
Satz: Wandl Multimedia-Agentur, Groß Weikersdorf
Umschlagbild: © Michaela Zakopcanikova/unsplash.com
Druck und Bindung: Druckerei Berger, Horn
Printed in Austria
ISBN 978-3-7089-2243-0 (Print)
ISBN 978-3-99111-622-6 (E-Pub)

Für Elsa Gindler
(1885–1961)

Bewegungspädagogin
und
unerschrockene Bewahrerin der Menschenwürde

Inhaltsverzeichnis

„Der Körper ist ein Mittel der Intersubjektivität."

Francoise Delsarte (1855)

„Besinnen wir uns: Wo hatte das Ich ein solches Tasten vorher geübt, an welcher Stelle die Technik erlernt, die es jetzt bei den Denkvorgängen einsetzt? Dies geschah am sensorischen Ende des seelischen Apparats, bei den Sinneswahrnehmungen."

Sigmund Freud (1925)

„Spannung ist für uns der größte Gegensatz zum Krampf. Ausarbeiten wollen wir uns gern, aber nicht verarbeiten."

Elsa Gindler (1926)

„Es geht nicht um den Körper, sondern um das Körpererleben. Daher ist die KBT keine Körpertherapie, sondern eine Therapie, in der das subjektive Erleben des Körpers zum Ausgangspunkt therapeutischen Handelns wird."

Helmuth Stolze (1984)

Vorwort

> „Das Schwierige an der Psychotherapie ist, dass man draußen so schwer vermitteln kann, was drinnen in der Psychotherapie wirklich geschieht."
> Hans Strotzka[1]

Wir freuen uns, mit diesem Buch einen Überblick zum seit 2001 anerkannten Psychotherapieverfahren der Konzentrativen Bewegungstherapie (KBT) vorzulegen. Das Buch gibt Einblick in die Entstehungsgeschichte der Methode und in ihre Grundorientierung als psychodynamisches Psychotherapieverfahren und stellt konkretes praktisches Handeln in Einzel- und Gruppentherapie-Settings mit Bezug auf die zugrunde liegenden handlungsleitenden Konzepte und Forschungsergebnisse vor.

Am Anfang dieses Buches stand das Anliegen, die KBT in ihren theoretischen Grundlagen auf der Höhe der Zeit und vor allem mit einem klaren Blick auf die beispielhafte Anwendung in der psychotherapeutischen Arbeit mit Patient:innen darzustellen. Die KBT fußt nun bereits auf einem 70-jährigen Handlungswissen zur Integration von psychodynamisch fundiertem leiblichem Erleben in die Psychotherapie und auf einer hinreichenden Kondensierung in Theorie, Methodik und Anwendung als psychotherapeutisches Heilverfahren, besonders im Umgang mit psychisch und psychosomatisch schwer erkrankten Personen in Einzel- und Gruppenpsychotherapie. Dieses Wissen galt es nun – das ist unser Anliegen – in einem Buch zu bündeln, das Interessierten als anregende Einführung dient, Ausbildungskandidat:innen bei der Entwicklung ihrer therapeutischen Identität begleitet und KBT-Kolleg:innen neue Impulse geben kann.

Dieses Buch hat sehr von seiner Doppelautorenschaft profitiert. Unsere unterschiedlichen Erfahrungshorizonte betreffend die theoriegelei-

1 Prof. Dr. Hans Strotzka war Gründungsvorstand der Universitätsklinik für Tiefenpsychologie und Psychotherapie an der Medizinischen Fakultät der Universität Wien. Das Zitat stammt aus einem seiner Vorträge aus dem Jahr 1989.

tete Konzeption und die psychotherapeutische Arbeit mit Patient:innen sowie unsere verschiedenen Stärken in der Darstellung theoretischer wie praktischer Sachverhalte haben das Buch in seiner Struktur und seinem Inhalt geprägt und, wie wir hoffen, bereichert: Der Erstautorin kommt dabei der Verdienst zu, durch ihre beharrliche und umfassende Arbeit an der Darstellung der theoretischen Grundlagen der KBT die gemeinsame Buchidee zum Laufen gebracht zu haben. Es gelingt ihr darüber hinaus, die theoretischen Grundpfeiler der KBT direkt anhand von Praxisbeispielen zu referieren. Leser:innen haben so die Gelegenheit, der denkenden und handelnden Therapeut:in in der Psychotherapiestunde über die Schulter zu schauen. Die vom Zweitautor des Buches langfristig entwickelten konzeptuellen Beiträge zur Entwicklung der KBT in ihrer Theorie-Diagnostik-Praxis-Verschränkung sowie zum psychodynamischen Denken und Handeln in der Methode fließen in die Grundkonzeptionierung und inhaltliche Schwerpunktsetzung des Buches ein. Speziell die Anbindung an neuere Konzepte wie die Säuglingsforschung und die Operationalisierte Psychodynamische Diagnostik (OPD) verdankt die KBT den steten Bemühungen des Autors um Weiterentwicklung und Vermittlung des Psychotherapieverfahrens.

Was uns in der Autorenschaft vereint, ist die konsequente Forderung nach theoriegeleitetem Handeln in allen Momenten der Psychotherapie, das stete Bemühen um die fachspezifische Lehr- und Lernbarkeit der Methode KBT und das Interesse an der psychotherapeutischen Arbeit mit psychisch und psychosomatisch mittelgradig und schwer erkrankten Menschen, für die es neben der medizinisch-psychiatrischen Stützung keine Alternative zur Heilbehandlung durch Psychotherapie gibt.

Dieses Buch soll der künftigen Erweiterung und Entwicklung dieser Heilbehandlung in der Dimension des Körpererlebens in Wahrnehmung und Bewegung sowohl in Einzel- als auch in Gruppentherapie dienen.

Sandra Anders und Markus Hochgerner

Wien, im Oktober 2023

Danksagung

Zuallererst gilt unser Dank den Patient:innen, die wir oft über Jahre in der Psychotherapie begleiten dürfen und die uns in der Erlaubnis, Einblick in ihr Leben zu nehmen, ermöglichen, den gewonnenen Erfahrungsschatz für kommende Patient:innen und Kolleg:innen in der Psychotherapieausbildung zur Verfügung zu stellen.

Mit einem Buchprojekt wie diesem stehen wir natürlich „auf den Schultern von Riesen". Wir können auf einen reichen Erfahrungs- und Wissensschatz früherer Generationen von KBT-Therapeut:innen zurückgreifen und profitieren von ihren Pionierleistungen. Unser Dank gilt daher im Besonderen den KBT-Gründerpersönlichkeiten, die die Struktur und den Geist der KBT bis heute mitprägen: Lucie Lenz, die in der Zeit zwischen den Weltkriegen aus der Atempädagogik kommend in die KBT kam, Christine Gräff, die in den 50er- bis 70er-Jahren des letzten Jahrhunderts die KBT im klinischen Kontext wesentlich entwickelte, prägte und in Österreich vorstellte, sowie Renate Schwarze, die sich unablässig um die leibhafte Arbeit am ganzen Menschen bemühte. Almuth Metzgolich und Gerda May, die der KBT in Österreich durch ihre klinische und theoretische Expertise wesentliche Impulse verliehen haben, sind hier ebenso zu nennen wie Veronika Pokorny mit ihrem Beitrag zur Anerkennung der KBT als Psychotherapieverfahren. Nicht zuletzt gilt unser Dank Helmut Stolze und Silva Cerny, den Initiator:innen des Verfahrens in Deutschland und Österreich.

In unserer tagtäglichen Arbeit als Psychotherapeut:innen und Ausbilder:innen profitieren wir in hohem Maße vom kollegialen Austausch mit den Lehrtherpeut:innen im Lehrkörper des Österreichischen Arbeitskreises für Konzentrative Bewegungstherapie (ÖAKBT). Wir möchten uns daher herzlich bei allen unseren Kolleg:innen bedanken, denn nur durch diese gemeinsame Arbeit an und die intensive Auseinandersetzung mit Themen der KBT ist fachlich-methodische Weiterentwicklung möglich. Spezieller Dank gilt Gabriele Wopfner für das Spannen einer wissenschaftlichen Richtschnur, die beim Schreiben dieses Buches immer wieder Halt bot, und Christa Paluselli-Mortier, die mit ihrer Expertise und Leidenschaft zum Schreiben inspiriert und das inhaltliche Lektorat übernommen hat.

Christine Heidinger verdanken große Teile des Textes ihre Stringenz und Konsequenz im Aufbau, den wertvollen Blick „von außen“ auf die KBT und viel Zuversicht im Schreibprozess. Nicht zuletzt gilt unser Dank der freundlichen und geduldigen Begleitung des Projektes im Facultas Verlag durch Sigrid Mannsberger-Nindl und Victoria Tatzreiter, die unseren Beitrag in dieser Buchreihe in die Zusammenschau aller in Österreich anerkannten Psychotherapieverfahren eingebettet haben.

Sandra Anders und Markus Hochgerner

Einleitung

Nach Erprobung im klinischen Kontext, mehrjähriger Entwicklung und Begründung der Methode als Konzentrative Bewegungstherapie (KBT) im Jahr 1958 durch Helmuth Stolze setzte neben der intensiven praktischen Anwendung und Weiterentwicklung der Methode auch die Auseinandersetzung mit ihren theoretischen Grundannahmen ein. Bei den Publikationen zur Beschreibung der Wirkweise und des theoretischen Hintergrundes der KBT zeigt sich eine nachhaltig wirksame theoretische Verdichtung um die Jahrtausendwende (Pokorny, Hochgerner & Cserny, 2001; Cserny & Paluselli 2006; Schmidt 2006; und später Schreiber-Willnow 2016; Seidler et al. 2018). Nun, rund 20 Jahre später, werden diese Theorien und praktische Konsequenzen in der Anwendung vor dem Hintergrund der seither währenden intensiven Auseinandersetzung in Lehre und Ausbildung dargestellt.

Das **erste Kapitel** zum **Basiswissen der KBT** gibt diese (bereits in anderen Publikationen ausführlich beschriebenen) theoretischen Wurzeln (Achatz-Petz 2005; Stolze 1981) wieder und zeichnet deren vertiefte Rezeption in der therapeutischen Arbeit innerhalb der letzten beiden Jahrzehnte in der KBT nach. Zeitgleich setzte – nicht zuletzt durch die Anerkennung der **KBT als psychotherapeutisches Verfahren** in Österreich im Jahr 2001 – vermehrt wissenschaftliche Forschung ein und verdichtete und differenzierte bestehendes Wissen durch eine mittlerweile zwei Jahrzehnte dauernde universitäre Anbindung weiter. Den Früchten dieser Aktivitäten soll im vorliegenden Buch – insbesondere durch die Verweise auf die wissenschaftlichen Arbeiten von Lehrtherapeut:innen – Rechnung getragen werden.

Im **zweiten Kapitel** rund um die **neueren Entwicklungen in der KBT** wird daher der aktuelle Stand zu Forschung, Institutionalisierung und Professionalisierung umrissen. Doch auch innerhalb der psychodynamischen Grundströmung, der die KBT zuzurechnen ist, kam es in den letzten beiden Jahrzehnten zu weitreichenden Entwicklungen innerhalb des psychodynamischen Verständnisses von Gesundheit und Krankheit und damit einhergehender psychotherapeutischer Methodik und Technik zur Heilbehandlung. Der Einfluss der Operationalisierten Psychodynamischen Diagnostik (OPD) und das Verständnis struktur- bzw. konfliktbezogenen Arbeitens in der KBT-Praxis soll deshalb hier erstmals systematisch und mit Beispielen unterlegt beschrieben werden.

Schließlich wird im **dritten Kapitel** die **Anwendung in der Praxis,** also das theoriegeleitete praktische Vorgehen innerhalb der KBT, illustriert, die äußere Form der Arbeit mit der KBT konkretisiert und entlang von Prozessen aus Einzel- und Gruppentherapien veranschaulicht. Dabei wird verständlich gemacht, wie die vorher beschriebenen Theorien in der KBT-therapeutischen Praxis beispielhaft ihre Übersetzung finden können.

Im **vierten Kapitel** wird eine **Synopsis der KBT** gegeben, die in der Zusammenschau nochmals die wesentlichen theoretischen und handlungsleitenden Punkte zusammenfasst.

1 Basiswissen der Konzentrativen Bewegungstherapie

Sandra Anders und Markus Hochgerner

Die Konzentrative Bewegungstherapie (KBT) ist ein ***psychodynamisch fundiertes Psychotherapieverfahren,*** *welches als wahrnehmungs- und bewegungsorientierter psychotherapeutischer Ansatz das* ***Körpererleben*** *ins Zentrum des therapeutischen Geschehens sowie von Veränderungsprozessen stellt.*

Diese erste verdichtete Definition wollen wir in diesem Kapitel auffächern und die dahinterstehenden Konzepte, welche die KBT maßgeblich begründen, freilegen. Auch dies stellt jedoch eine Verdichtung dar. Bei weiterführendem Interesse sei auf die in den jeweiligen Kapiteln angegebene Literatur verwiesen.

1.1 Historische Wurzeln

Die historischen Wurzeln der KBT sind für interessierte Leser:innen ausführlich dargelegt bei Gudrun Achatz-Petz (2005) zu finden. Im Folgenden werden jene Frauen, denen die KBT ihren vitalen Kern verdankt, sowie jener Mann vorgestellt, auf den die methodische Begründung zurückgeht.

1.1.1 *Elsa Gindler und Helmuth Stolze*

Die KBT wurzelt in ihrem Leibbezug im Lebenswerk der Berlinerin Elsa Gindler (1885–1961). Ausgebildet zur Gymnastiklehrerin suchte sie bald neue Wege im Zugang zum Leiblichen, weshalb sie aus heutiger Sicht in ihrer Arbeit vor allem die Haltung einer Pädagogin und Forscherin einnahm (Ludwig 2021). Sie gilt als Pionierin, Leitfigur und wesentliche Quelle der Methode, wenngleich sie selbst nicht vorrangig an der Grundlegung als psychotherapeutische Methode beteiligt war. Elsa Gindler wandte sich schon früh von der Gymnastikbewegung im Sinne der „Körperertüchtigung" der damaligen Zeit ab, um eigene Wege in der Leibarbeit zu beschreiten. Mit diesem Anliegen unterrichtete sie eine Vielzahl von Schüler:innen in ihren sogenannten Seminaren. Dabei handelte es sich um regelmäßig stattfindende Erwachsenenbildungskurse, in denen Elsa Gindler und ihre Schüler:innen sich mit dem eigenen Körper und seinen Bewegungsmöglichkeiten explorativ in wacher Aufmerksamkeit (sowohl bezogen auf ruhige Körperwahrnehmung als auch auf In-Bewegung-Sein) auseinandersetzten (von Arps-Aubert 2013; Ludwig 2021). Gindlers Aktivitäten schlugen sich unter anderem in der Gründung des Deutschen Gymnastikbundes nieder (von Arps-Aubert 2010), der mit seiner autonomiefördernden, körperbezogenen Vorgehensweise nach der Machtübernahme durch das nationalsozialistische Regime bereits 1933 als eine der ersten Organisationen verboten wurde.

Darin zeigt sich wohl das revolutionärste Element im Schaffen Elsa Gindlers: die Abkehr von normierten, von außen vorgegebenen Übungszielen der Bewegungslehre der damaligen Zeit als „Körperertüchtigung" zugunsten der Erforschung eigener, individueller Bewegung. Ihr humanistischer Zugang zum Menschen stand in deutlichem Widerspruch zum Nationalsozialismus in der Formierung eines „gesunden" Körpers, dem Gindler sowohl durch ihre Arbeit als auch in Form ihres persönlichen Engagements für jüdische Schüler:innen unter Lebensgefahr zivilen Ungehorsam entgegensetzte (Achatz-Petz 2005; Ludwig 2021). Für sie stand vielmehr der individuelle Ausdruck, die individuelle Bewegungsart im Vordergrund des Interesses und sie versuchte, Menschen an solche Bewegungsformen heranzuführen. Vieles von dem, was wir auch heute in der KBT wie selbstverständlich praktizieren, geht auf Elsa Gindler zurück: die Fokussierung der Wahrnehmung, die Arbeit mit der Atmung, das Wahrnehmen mit geschlossenen Augen, die Anregung der Erfahrbereitschaft im Umgang mit sich und der umgebenden Welt, die Arbeit mit der Schwerkraft und die Verwendung von Arbeitsgeräten (ein früh verwendeter Begriff) wie Sandsäckchen, Kugeln, Bällen, Stäben, die Arbeit in und mit der Natur und vieles mehr.

Die erstaunliche Wirkung dieser scheinbar einfachen, sinnlichen und bewegungsorientierten Angebote im Gehen, Stehen, Sitzen und Liegen, die sowohl die Physiologie des Körpers als auch seine psychologische Verfasstheit aufgreifen und zugleich mit dem sozialen Kontext verbinden, wird von Schüler:innen Gindlers eindrucksvoll beschrieben (Zeitler 1991; Ehrenfried 1978; Achatz-Petz 2005). Der Körper wird als Resonanzraum des aktuellen Lebens in seiner Gestimmtheit erfassbar und für Veränderungsprozesse nutzbar. „Gindler sprach davon, den Körper als Auskunftsorgan zu nutzen, also seine Zeichen zu lesen.“ (Arps-Aubert 2013, S. 126)

Dieser frühe bio-psycho-soziale Ansatz am leiblichen Erleben als Ausgangspunkt für die Wahrnehmung des eigenen Körpers in Verbindung mit der individuellen psychischen Resonanz darauf im konkreten Lebensalltag stellt die besondere und originäre Leistung Gindlers dar, entwickelt und dokumentiert in reflektierenden Protokollen (Stundenheften) über 50 Arbeitsjahre (ebd.).

Zugleich steht Gindler selbst bereits in der Tradition psycho-physischer Beschäftigung mit dem Körpererleben von Francois Delsarte (1811–1871), ursprünglich Sänger und danach Gesangslehrer in Paris, der das subjektive (Körper-)Erleben des Künstlers, seinen persönlichen Ausdruck in der Rolle und der künstlerischen Szene zum Zentrum seiner Arbeitsweise machte. Sein Arbeitssystem wurde von der in den letzten Jahrzehnten des 19. Jahrhunderts entstandenen Bewegung des deutschen und amerikanischen Ausdruckstanzes aufgegriffen, mit dem Ziel, zu persönlicher Ausdrucks- und natürlicher Tanzbewegung zu gelangen. Zentral war ihm – und in Nachfolge dazu Elsa Gindler – etwa in der Zusammenarbeit mit den International Ballets Jooss, London (Falke Heller 1982), die natürlichen Fähigkeiten des Körpers zu nützen, statt durch Körperdisziplin die Möglichkeiten und Grenzen des Körpers zu überwinden, wie es im klassischen Ballett und im soldatischen Drill grundlegend ist (zur Lippe 1974, 1978).

Genevieve Stebbins-Astley (1857–1933) griff als Begründerin der „New York School of Expression" umfassend Delsartes Lehrsystem für Bewegung, Tanz und Gesang auf. Eine ihrer Schülerinnen, Hede Kallmeyer-Simon (1881–1976), vermittelte wiederum Elsa Gindler die wesentlichen Elemente zur Atem- und Leibpädagogik (Arps-Aubert 2013, S. 135), die in ihrer Körperarbeit die grundlegenden Elemente des spontanen, persönlichen Körpererlebens und Handelns, die Verbesserung der Selbstwirksamkeit durch gelenkte differenzierende Selbsterfahrung und Reflexion sowie die besondere Beachtung von Atmung, Spannung und Entspannung des Körpers als Ausdrucksverhalten der Persönlichkeit in das Zentrum ihrer Arbeit stellte.

Ihr Lebensbegleiter und Teilnehmer ihrer Bewegungskurse, der Musikpädagoge Heinrich Jacoby (1889–1964), stellte ab 1923 den Kontakt zum psychologischen Institut Berlin her. Gemeinsam entwickelten Gindler und Jacoby den psycho-physischen Zusammenhang von differenziertem Selbsterleben, Selbstentwicklung und Verhalten im Bemühen um „das Sicherarbeiten einer wachen Beziehung zu den ordnenden und regenerierenden Prozessen des eigenen Körpers auf Grund bewussten Zustandsempfindens" (von Arps-Aubert 2013, S. 144). Gindler schrieb über Jacoby: „Erst durch ihn ist mir klar geworden, wie untrennbar das körperliche Geschehen von der ‚seelischen' Situation des Menschen ist und wie sich das körperliche Geschehen nur aus der jeweiligen Art des Eingeordnet-Seins des Menschen in seine gesamte Umwelt verstehen und beeinflussen lässt." (Ludwig 2021, S. 75)

Die Verbindung zur Psychologie und Psychoanalyse wird bereits durch Gindler selbst reflektiert und aktiv hergestellt. Sie „kam mit dem Werk von Sigmund Freud in Kontakt und empfahl sogar denen, die unterrichten wollten, eine Psychoanalyse" (Ehrenfried 1978, S. 35). Unter dem Einfluss all dieser Strömungen verbreitete sich die von ihren Schüler:innen so genannte „Gindler-Arbeit" in ganz unterschiedliche Bereiche, was dazu führte, dass das Arbeitskonzept Elsa Gindlers sich neben der KBT u. a. auch in der Pädagogik Elfriede Hengstenbergs, in der Sensory Awareness von Charlotte Selver, in der Gestalttherapie von Laura Perls, in der Themenzentrierten Interaktion von Ruth Cohn, in der Psychogymnastik in der früheren Deutschen Demokratischen Republik (DDR) und in einigen anderen Methoden wiederfindet (Stolze 1981; Geuter 2019). Ein wichtiges Merkmal der Gindler-Arbeit aus heutiger Sicht ist dabei ihre feministische Grundhaltung, die durch ihre Schüler:innen ebenfalls Eingang in verschiedene Theorien und Diskurse fand. In der KBT stellen Gindlers Ansätze jedenfalls die Basis des Zugangs zum Menschen dar. Zentrale Elemente ihrer Arbeitsweise prägen noch heute die KBT-Praxis.

Für die Begründung als psychotherapeutisches Verfahren gilt Helmuth Stolze (1917–2004) als Pionier und Gründerpersönlichkeit. Der deutsche Psychiater, Neurologe und psychodynamisch orientierte Psychotherapeut lernte nur kurz persönlich bei Elsa Gindler, war jedoch von deren Arbeitsweise nachhaltig beeindruckt. Durch die Zusammenarbeit mit Gertrud Heller und Miriam Goldberg, Schüler:innen Elsa Gindlers, kam er in Berührung mit Gindlers ganzheitlichem, das subjektive Erleben fördernden Ansatz und wurde davon tief berührt. Als Arzt und Psychotherapeut verband er in den späten 50er-Jahren die Leibarbeit nach Gindler mit tiefenpsychologischem Denken und psychotherapeutischem (Be-)Handeln. Während seiner Bemühungen um die Einbettung dieser Arbeitsweise in psychotherapeutisch-theoretische Bezüge wurde er von wesentlichen KBT-Pionierinnen wie Miriam Goldberg, Christine Gräff, Ursula Kost, Lucie Lenz, Renate Schwarze u.v.m. kontinuierlich unterstützt. Für seine Theoriebildung konnte er auf deren Erfahrungswissen zurückgreifen und es blieb ihm zu Beginn vorbehalten, die methodische Fundierung der KBT als Psychotherapieverfahren auf dem Hintergrund der Reflexion der Methode durch die oben genannten Kolleg:innen zu schaffen (Hochgerner 2005b).

Seine Erkenntnisse trug er bei den Lindauer Psychotherapiewochen ab 1955 in Vorträgen und Workshops vor, wo er die Methode 1958 auch namentlich als „Konzentrative Bewegungstherapie“ vorstellte.

Der Begriff „konzentrativ" beschreibt eine erfahrbereite Haltung in gleichschwebender Aufmerksamkeit für innerliches Erleben und äußeres Verhalten, in der Menschen am besten sich selbst und ihre Umwelt in ihrer Wechselwirkung wahrnehmen und neue Erfahrungen gewinnen können.

Der Begriff der „Bewegung" fand aufgrund dreierlei Bedeutungen Eingang in den Namen der Methode (Stolze 1989, S. 222–223):

- *Die Bewegung des Körpers, der Körper in Bewegung, wie es in der KBT-Arbeit offensichtlich ist, betont den gespürten sensorischen und motorischen Aspekt des „Sich-Bewegens".*
- *Die Erfahrung der äußeren wie auch inneren (affektiven) Bewegung, das „Bewegt-Sein", zielt auf den gefühlten Anteil der gesamten Erfahrung ab, die Menschen erleben, wenn sie sich selbst in Bewegung wahrnehmen.*
- *Und schließlich klingt im Begriff der Bewegungstherapie auch das „Auf-dem-Weg-Sein" als das Durchlaufen menschlicher Entwicklungsschritte und Aufgaben sowie das Überwinden von Hemmnissen im Lebenslauf an.*

Der wohl weitreichendste inhaltliche Beitrag Helmuth Stolzes war die Fundierung der KBT als psychotherapeutische Methode, indem er die Gestaltkreislehre in der Tradition Viktor von Weizsäckers (Weizsäcker 1940) in die theoretische Basis der KBT integrierte (Stolze 1972).

Helmuth Stolze sah in der KBT zunehmend eine eigenständige psychotherapeutische Methode, trotz gleichzeitiger Bedenken gegen deren schnelle Institutionalisierung in der Befürchtung, dass damit der experimentell-forschende Charakter im Zugang zum leiblichen Erleben gehemmt werden könnte. Dennoch wurde 1977 – nach experimenteller und klinischer Erprobung ab den 50er-Jahren des 20. Jahrhunderts – der Deutsche Arbeitskreis für Konzentrative Bewegungstherapie (DAKBT) durch

Ursula Kost und Thea Schönfelder gegründet. Drei Jahre später folgte die österreichische Organisation (siehe Kapitel 2.1).

1.1.2 Gestaltkreislehre in der KBT

Der deutsche Neurologe und Sozialmediziner Viktor von Weizsäcker (1886–1957) gilt als früher Wegbereiter der psychosomatischen Medizin. Im Zuge seiner Arbeit (von Weizsäcker 1940) beschäftigte er sich mit der Wechselwirkung zwischen Organismus und Umwelt, die in einer ständigen Gleichzeitigkeit aufeinander einwirken (Abbildung 1). „Diese kreisartige Verbundenheit von Umwelt und Individuum in biologischen Akten in ihrer andauernden Wechselwirkung und die daraus sich gestaltenden Bewegungsformen benennt von Weizsäcker als Gestaltkreis." (Hochgerner 1995, S. 8) Das Individuum stellt er in der steten Wechselwirkung von Wahrnehmen und Bewegen dar.

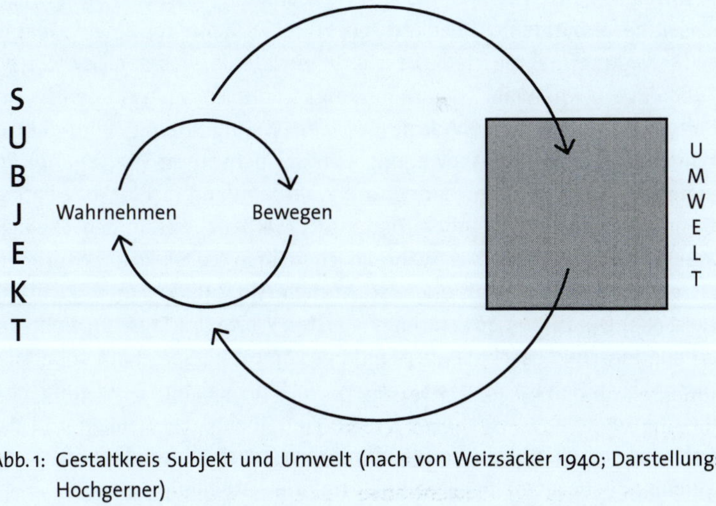

Abb. 1: Gestaltkreis Subjekt und Umwelt (nach von Weizsäcker 1940; Darstellung: Hochgerner)

Stolze spricht aufbauend auf von Weizsäcker vom **averbalen oder kinästhetischen Gestaltkreis von Wahrnehmen und Bewegen** (Abbildung 2). Aus der Sicht des Subjekts sind demnach die beiden Prozesse des Wahrnehmens und Bewegens regelkreisartig aufeinander bezogen und stellen eine untrennbare Einheit dar.

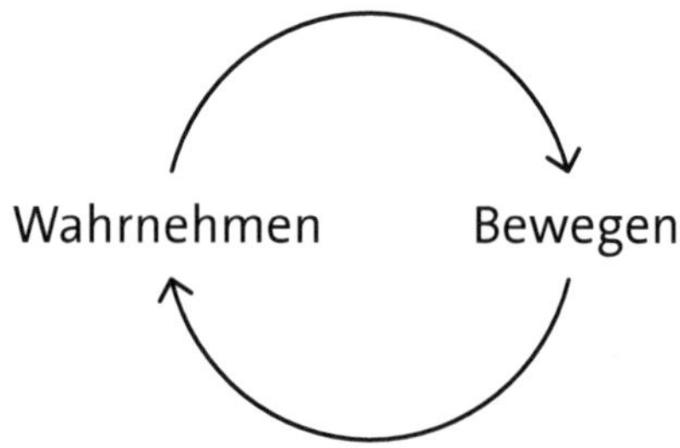

Abb. 2: Gestaltkreis Wahrnehmen und Bewegen (Stolze 1972)

In unserem ganzen Sein, in jeder Alltagshandlung, lässt sich diese wechselseitige Verbundenheit beobachten: Ergreife ich morgens meine Teetasse (Bewegung), nehme ich die Beschaffenheit der Tasse, deren Gewicht, die Füllmenge u.v.m. wahr (Wahrnehmung). Spüre ich beim An-den-Mund-Führen die aufsteigende Wärme des Tees (Wahrnehmung), wird die Geschwindigkeit der Handbewegung darauf abgestimmt (Bewegung), im ersten Schluck fallen Bewegung und Wahrnehmung (Schluckbewegung, Geschmackserleben, Temperatureindruck) erneut zusammen. Selbige Wechselseitigkeit ließe sich während ich meinen Tee trinke auch für mein Sitzen auf dem Sessel, für die Ausrichtung meines Blickes mehr Richtung Licht oder Dunkelheit oder für meine ersten Worte des Tages an einen anderen Menschen beschreiben. Allerdings kommt im Sprechakt neben der motorischen Bewegung des Sprechens noch die geistige Bewegung, also das Denken, hinzu. Auch diese beiden Funktionen, das **Denken und das Sprechen,** beschreibt Stolze als untrennbar miteinander verbunden und aufeinander bezogen **im verbalen Gestaltkreis** (Abbildung 3).

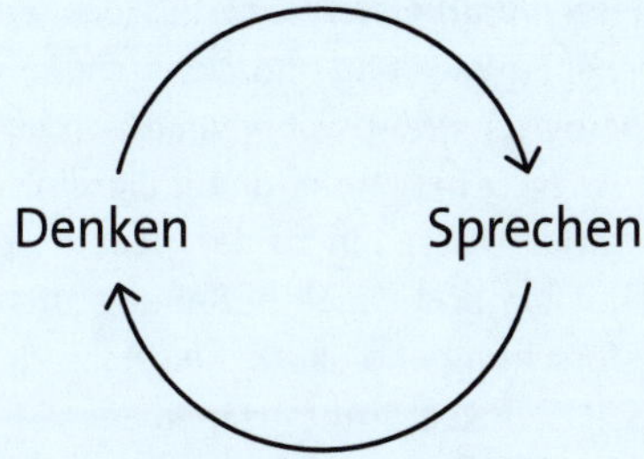

Abb. 3: Gestaltkreis Denken und Sprechen (Stolze 1972)

Stolze bezieht sich dabei auf die Erkenntnisse Jean Piagets zur kindlichen Intelligenzentwicklung (Cserny 1989). Demnach erwachsen die höheren (und zeitlich späteren) kognitiven Prozesse von (abstraktem) Denken und Sprechen aus den frühen Erfahrungen innerhalb der sensomotorischen Phase (siehe Kapitel 1.4.1). Folgerichtig führt Stolze diese beiden Gestalten (Wahrnehmen und Bewegen sowie Denken und Sprechen) zusammen und stellt sie wiederum in ihrer gegenseitigen Bezogenheit im **Gestaltkreis des Begreifens** dar (Abbildung 4).

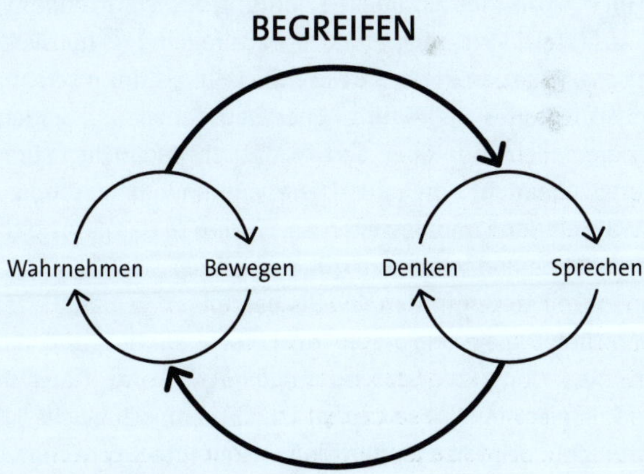

Abb. 4: Gestaltkreis des Begreifens (Stolze 1972)

Aufbauend auf dieser Vorarbeit erweiterte Hochgerner (1995) das Verständnis menschlicher Entwicklung und Weltaneignung in der KBT um die entwicklungspsychologisch und psychodynamisch bedeutsame Dimension der Intersubjektivität. Er beschreibt damit die klinisch relevante Verbindung von der Gestaltkreislehre hin zu den neueren psychodynamischen Theorien (Ich-Psychologie und Objektbeziehungstheorie) in Wechselwirkung zur Säuglingsforschung und baut eine Verständnisbrücke bis hin zur Arbeit an den psychischen Repräsentanzen in der KBT (siehe Kapitel 1.3.2). Abbildung 5 zeigt, wie für das **intersubjektive Begreifen** die Gestaltkreise zweier Individuen in interaktiven Prozessen ineinanderwirken.

Dieses Modell ist zum einen als Entwicklungsmodell für das Verständnis frühester Leiberfahrungen in der kindlichen Entwicklung bedeutsam. Denn die Fähigkeit zu begreifen entwickelt sich frühkindlich vor allem im Leibdialog zwischen dem Kind und seinen unmittelbaren Bezugspersonen (Stern 1992, S. 47 ff). Diese sprechen (mit ihren eigenen Möglichkeiten innerhalb der Regelkreise) die unterschiedlichen Aspekte von Wahrnehmen, Bewegen, Denken und Sprechen beim Kind an und formen diese in der gefühlshaft abgestimmten Interaktion der wichtigen Bezugspersonen mit dem Kind im Kind als interaktionelle Erfahrung und wachsendes Selbsterleben mit aus (Stern 1992, 1993, 1998). Daraus folgend ist für die konkrete therapeutische Situation in der KBT der Gestaltkreis des intersubjektiven Begreifens von großer Bedeutung: Therapeut:innen und Patient:innen kommunizieren nicht nur über den Austausch gedanklich-sprachlicher Informationen. Vielmehr regen KBT-Therapeut:innen bewusst die Aktivierung von Wahrnehmen und Bewegen an, fördern so das ganzheitliche Begreifen von Erleben und Verstehen mit dem Körper als Resonanzraum bei Patient:innen und treten in den jeweils passenden verbalen, szenischen oder körperlichen Dialog. Wie dieser theoretische Hintergrund in der KBT-Arbeit zur Anwendung kommt, wird in Kapitel 3.1 konkret ausformuliert und in den Fallbeispielen (siehe Kapitel 3.3, 3.4) veranschaulicht.

An dieser Stelle wird verständlich, wieso Helmuth Stolze den Status eines psychotherapeutischen Verfahrens für die KBT zu Recht beanspruchte:

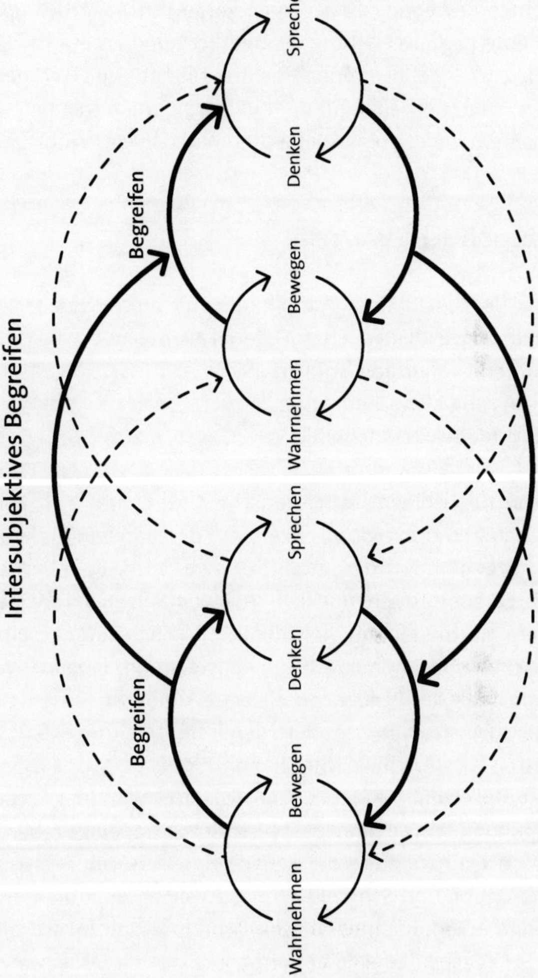

Abb. 5: Gestaltkreis des intersubjektiven Begreifens (Hochgerner 1995)

Jede äußere Bewegung wird auch von innerer Bewegtheit begleitet und jede emotionale Bewegung findet auch körperlich Ausdruck im Phänomen. Das Erlebte wird als Haltung verinnerlicht und erneut im Verhalten als Ausdruck und Ergebnis verinnerlichter Lebens- und Lerngeschichte sichtbar. Diese zentrale Denkfigur der KBT wird nun im folgenden Kapitel über die Beschreibung der philosophischen Wurzeln eingeführt.

1.2 Philosophische Wurzeln

> „Schon bei der Beschreibung kann man es nicht vermeiden,
> gewisse abstrakte Ideen auf das Material anzuwenden,
> die man irgendwoher, gewiss nicht aus der
> reinen Erfahrung allein, herbeiholt."
> (Freud 1915, Triebe und Triebschicksale, GW 10, S. 210)

Philosophische und erkenntnistheoretische Grundhaltungen begründeten die Konzeptualisierung, das Denken und das Handeln in der KBT von Anbeginn (Stolze 1984, S. 15 ff., S. 210 f.; Schuierer 2005; Buber 1984, 1986a, 1986b) denn „Erkenntnis wird aus dem In-Bezug-Setzen von Wissen (Theorie, Daten und Methode) und Individualsubjekt (in seiner gesellschaftlichen, historischen und psychologischen Konstellation) möglich. Modellerkenntnis ist nicht als das Pendant zur Selbstreflexion zu denken, sie findet nicht nach deren Austreibung, sondern durch sie statt; umgekehrt schließt Selbsterkenntnis wissenschaftliche Erkenntnis nicht aus, sondern mag durch sie erst einsetzen" (Slunecko 1996, S. 127). Es wird im Weiteren eine knappe Darstellung zentraler philosophischer Positionen gegeben, welche die wichtigsten Grundbegriffe der KBT maßgeblich mitprägten: Phänomen, Wahrnehmung und Symbolisierung. Zuvor sei kurz die Hermeneutik als wichtige erkenntnistheoretische Grundposition in der therapeutischen Praxis skizziert. Für eine Vertiefung sei auf die Arbeiten von Thill (2023) und Scheepers-Assmus (2016, S. 55–69) verwiesen. Auch wenn für viele Patient:innen die Linderung oder Beseitigung ihres Symptom(druck)s im Vordergrund steht, erwächst doch im Laufe von Therapieprozessen als erster, wesentlicher psychotherapeutischer Wirkfaktor vertieftes Interesse und wachsendes Verständnis für die Bedeutung des Symptoms, den Bezug zur eigenen Lebensgeschichte und das Selbsterleben vor dem Hintergrund der individuellen Lebens- und Lerngeschichte. Die Gewinnung solcher Verständniszusammenhänge hat die Anwendung hermeneutischen Vorgehens in der KBT zum Inhalt.

1.2.1 Hermeneutik

Hermeneutisches Vorgehen lässt sich als gemeinsame therapeutische Suchbewegung zwischen Therapeut:in und Patient:in verstehen. Vor dem Hintergrund eines in der Hermeneutik verwurzelten Zugangs begleiten KBT-Therapeut:innen ihre Patient:innen in folgenden vier Schritten: Wahrnehmen – Erfassen – Verstehen – Erklären. Hermeneutisches Vorgehen als zentrales Moment, die therapeutische Situation hilfreich mit den Patient:innen zu verstehen und zu gestalten, verbindet psychodynamische und humanistische Therapieansätze grundlegend. Dies meint: Ausgehend vom jeweils aktuellen Moment der therapeutischen Begegnung mit all seinen Phänomenen und sinnlichen Eindrücken ist es die Aufgabe der Therapeut:in, aus dem Strom der Eindrücke, Hinweise und Empfindungen der Patient:in ein hilfreiches Einordnen, Verstehen und letztlich psychotherapeutisch hilfreiches Handeln in der Begegnung zu entwickeln (Pauen 2016, S. 145–157). Das Wesen der Hermeneutik als sozialwissenschaftliche Grundposition, um Erkenntnis zu gewinnen, lautet also: Im ersten Schritt **wahrnehmen,** was aktuell vorliegt, im zweiten Schritt das Wesentliche **erfassen** und als Drittes **verstehen** und benennen. Daraus lässt sich im vierten Schritt ein hilfreiches, situatives **Erklärung**smodell zu den vorangehenden drei Schritten ableiten, das zu erneuter und damit erweiterter Wahrnehmung der Realität führt. In dieser nun differenzierteren und damit neuen Sicht lässt sich die Plausibilität der gefundenen Erklärung überprüfen und bestätigen oder kann auch modifiziert bzw. wieder verworfen werden, wenn sie in der Realität der aktuellen Wahrnehmung nicht umfassend und stimmig sowohl durch Patient:in als auch Therapeut:in bestätigt werden kann. Dieser hilfreiche, zuerst differenzierende und danach ordnende Prozess steht uns sowohl implizit/unbewusst als auch bewusst jederzeit als Methode des Erkenntnisgewinns im Alltag zur Verfügung („Was geschieht hier, worum geht's hier, was meint das?"), wenn wir uns „einen Reim auf die Situation" im Wahrnehmen und Denken machen. In der Psychotherapie werden die Patient:innen angeleitet und ermutigt, diesen Vorgang in der Therapie absichtsvoll einzubringen und damit den eigenen therapeutischen Prozess co-kreativ (Petzold 1993, S. 625 ff.) mitzugestalten. Es entsteht somit eine gemeinsame hermeneutische Suchbewegung (ebd.; Holm-Hadulla 1997) zur Entwicklung und Gestaltung des therapeutischen Prozesses.

Die Gestaltungsmöglichkeit entwickelt sich im „heuristischen Moment" (Petzold 1993, S. 238, S. 613 ff.), wenn die Therapeut:in mit den ihr zugänglichen Informationen eine Intervention als therapeutisches Angebot formuliert. Zentraler Ausgangs- und Endpunkt sind dabei immer Phänomen und Wahrnehmung.

1.2.2 Phänomen und Wahrnehmung

Das Phänomen ist die unmittelbare Basis des therapeutischen Arbeitens in der KBT. Ausgehend vom Phänomen entspinnt sich die therapeutische Situation (Schuierer 2005, S. 61 ff.) und in dieser entstehen stetig neue Phänomene. Über das phänomenale Erleben (Zahavi 2018, Merleau-Ponty 2019, S. 66 ff.) kommt es zur Begegnung von Patient:in und Therapeut:in und sie treten miteinander in eine individuell gestaltete, intersubjektive Beziehung (Schuierer 2005, S. 49 ff.; Zahavi 2018, S. 66). Cserny und Tempfli (1999, S. 15) geben eine umfassende Beschreibung des Phänomens in der KBT, wenn sie schreiben:

„Unter Phänomen (Erscheinungsbild) verstehen wir den gesamten Ausdruck des Patienten: Körperhaltung, Mimik, Gestik, ihre Bewegungen, Körperschema, Körperbild, die Art und Weise seines Umgangs mit belebten und unbelebten Objekten, die Art und Weise seiner Beziehungsaufnahme und Symbolisierungsfähigkeit. Das gesamte Erscheinungsbild verstehen wir als Ausdruck von psychischen Repräsentanzen."

Auf den Begriff der psychischen Repräsentanzen wird ausführlich in Kapitel 1.3.2 eingegangen. Im Folgenden wird der philosophische Hintergrund des Phänomens beleuchtet. Er findet sich in der phänomenologischen Philosophie des 20. Jahrhunderts. Wichtigster Vertreter für die KBT ist Maurice Merleau-Ponty. Mit seinem Werk zur Phänomenologie der Wahrnehmung (1965) wird er der Leibphänomenologie zugeordnet. „Für Merleau-Ponty ist der Leib unser Medium zur Welt und unsere existenzielle Verankerung in ihr" (Wiegerling 2008, S. 16), denn „dieses Subjekt, das einen bestimmten Standpunkt einnimmt, ist mein Leib als Feld der Wahrnehmung und des Handelns" (Merleau-Ponty 2019, S. 33). Die Wahrnehmung als Ausgangs- und Endpunkt unserer Verbindung zur Welt nimmt daher in seiner Leibphänomenologie einen zentralen Stellenwert ein. „Die Wahrnehmung stellt also ein Paradox dar und das wahrgenommene Ding hat selbst paradoxe Züge. Es existiert nur, insofern jemand es wahrnehmen kann." (ebd.) Auf seinen Ausführungen aufbauend betonte Sylvia Cserny für die KBT die Bedeutung der Subjektivität im Wahrnehmungsprozess. „Die Wahrnehmung bildet ein Konglomerat aus Empfindung und Erfahrung, wobei die Erfahrung sich aus genetischer Grundlage und Einbringung der individuellen Lebensgeschichte zusammensetzt." (Cserny 1989, S. 231)

Die grundlegende Wechselseitigkeit von wahrnehmendem Subjekt und wahrgenommenem Objekt (der anderen Person, der Umwelt) meint, dass alles Wahrgenommene nur von diesem Menschen in genau dieser subjektiven Art in diesem Moment wahrgenommen werden kann und dadurch immer

subjektiv bleibt. Die persönliche Fokussierung und gefühlte Färbung subjektiven Erlebens werden neben der aktuellen sinnlichen Erfahrung zugleich durch die lebensgeschichtliche Dimension (den Abgleich mit früherem, ähnlichem Erleben und damit evozierten Affekten) bestimmt.
In der therapeutischen Situation schafft die Betrachtung von Phänomenen aus der jeweils eigenen subjektiven Erlebens- und Sichtweise die Grundlage für heilsame Kommunikation im Bemühen um sinnhaftes Erkennen und gemeinsames Verstehen und legt so im gemeinsamen therapeutischen Erkenntnisprozess „die Aufgabe einer wahrhaftigen Kommunikation nahe ... und verleiht die neue Dimension des Intersubjektiven oder der Objektivität." (Merleau-Ponty 2019, S. 37)

Dieser Grundgedanke wird in der KBT gerne verkürzt, aber dafür einprägsam als eine Art Formel dargestellt, wenn wir sagen „Wahrnehmung ist Sinnesempfindung plus Erfahrung (W= Se + E)". Es gibt daher folgerichtig keine „reine bzw. objektive" menschliche Wahrnehmung, sondern wir nehmen immer unter dem steuernden Eindruck früherer Erfahrungen wahr. Im Alltag ist uns dieses Phänomen wohl seltener bewusst, doch im „konzentrativen Wahrnehmen" können wir damit hilfreich in Berührung kommen. Die konzentrative Haltung kann auch für eine Distanzierung von emotional negativ gefärbten, steuernden Erfahrungen und Sinnesempfindungen genutzt werden und so den Weg für neue Erfahrungen frei machen. In dem für die KBT beschriebenen Arbeitsmodell sprechen Sylvia Cserny und Ulrike Tempfli (1999, S. 14) hierzu von Assoziation, Entkoppelung[2], Differenzierung und Neusymbolisierung. Bevor das Modell vorge-

2 An dieser Stelle sei klärend erwähnt, dass in früheren Texten der Begriff der „Dissoziation" für den hier verwendeten Begriff der Entkoppelung verwendet wurde. Vor dem Hintergrund der Bedeutungsgebung in der ICD-Befundung und dem damit verbundenen verbindlichen Gebrauch im psychiatrisch-psychotherapeutischen Kontext, insbesondere in der Psychotraumatologie, könnte er allerdings irreführend sein. Der Begriff der „Entkoppelung", ebenfalls von Cserny und Tempfli in diesem Kontext verwendet, scheint aktuell passender und wird daher hier verwendet.

stellt und anhand einer Fallvignette illustriert wird, soll noch auf einen zweiten philosophischen Grundgedanken mit Breitenwirkung im psychotherapeutischen Denken und Handeln eingegangen werden, nämlich auf die Symbolisierung.

1.2.3 Symbolisierung

Wie dem Begriff des Phänomens kommt auch der Symbolisierungsfähigkeit in der KBT-Theoriebildung als anthropologische Grundposition, somit einer Grundannahme zum Wesen menschlichen Daseins, ein zentraler Platz zu (Becker 1981; Schüller 2017). Ebenso wie für das Phänomen finden sich psychotherapierelevante Konzepte zur Symbolisierung in philosophischen Denktraditionen. Hier ist vor allem die Arbeit von Susanne K. Langer (1992) zu nennen.

---

*Als Cassirer-Schülerin beschäftigte sich Langer mit Symboltheorien und erarbeitete die **Theorie der symbolischen Transformation**. Darunter versteht sie die grundlegende, andauernde und unausgesetzte menschliche Fähigkeit und Tätigkeit der Transformation von Sinneseindrücken in innere Prozesse der Verarbeitung und Umformung in Gedanken, Bilder und Fantasien, die wiederum (als innere Haltung) Grundlage des Erlebens wird und im Handeln (als sichtbares Verhalten) erneut Ausdruck findet. Dies beschreibt Langer als grundlegende menschliche Tätigkeit und anthropologische Konstante schlechthin.*

Die Fähigkeit der andauernden symbolischen Transformation (Schmidt 1994, Lachmann 2000) bedient sich zweier unterschiedlicher Formen der Weltaneignung: Der **diskursive Modus** findet sich vor allem in der Symbolisierung durch Sprache. Dabei sind wir alle – entlang der jeweiligen Sprachregeln – gezwungen, ein sinngebendes Element (Wort) an das nächste zu reihen, um Bedeutung zu erschaffen und uns selbst und anderen mitzuteilen. Anders verhält es sich im **präsentativen Symbolisierungsmodus**. Hierunter fallen jene Symbolisierungsformen, die eine gleichzeitige Darbietung in einer inneren vorgestellten oder äußeren Szene, die sich uns darbietet (Lorenzer 1973, 2002; Simonelli 2015), mit sich bringen. Ein Beispiel: Betrachtet man ein Foto, achtet man nicht zuerst auf die roten, dann die grünen und schließlich die gelben Teile davon, sondern das Zusammenspiel aller Farben und Formen und deren Verhältnis zueinander gelangt gleichzeitig in ihrer wechselseitigen Bezogenheit aufeinander und als Gesamtwirkung ins Bewusstsein. Möchte ich jedoch jemandem von dem Foto erzählen, bin ich wiederum gezwungen, eine Reihenfolge und Ordnung in den nun wieder diskursiven Modus der Symbolisierung zu bringen („Ein hübsches Bild. Es wirkt beruhigend, weil viele Bäume gezeigt werden und in einer Ecke ein Wasserfall zu sehen ist. Der Blauton ist sehr intensiv"). Ähnlich verhält es sich bei einer körperlichen Berührung: Bei einem Handschlag zur Begrüßung erhalte ich Informationen über meine Hand im Kontakt zur anderen sowie über die Hand des Gegenübers (z.B. zart oder kräftig, warm oder kalt, feucht oder trocken, geschmeidig oder rau). Dabei bewege ich mich und gleichzeitig spüre ich die Bewegung meines Gegenübers, die im nächsten Moment auch zu etwas Gemeinsamem, etwas Drittem und für beide zu einem gemeinsamen Neuem wird. Diese Elemente könnte ich nur schwer – aber in keinem Fall sinnhaft – voneinander trennen. So werden mir alle Elemente der Interaktion (meine Hand, deine Hand und unser gemeinsames Händeschütteln) gleichzeitig im Rahmen eines Alltagsverhaltens zur Begrüßung präsentiert.

Evelyn Schmidt (1994, S. 9) setzte Langers Gedanken therapiespezifisch für die KBT um: Sie kehrt hervor, dass das Potenzial der KBT bezüglich der im Langer'schen Sinn verstandenen Symbolisierungsfähigkeit im „Gleiten durch verschiedene Formen des symbolischen Vorgangs", somit im Gleiten zwischen dem Körpererleben, dem szenischen Erleben einer Situation und dem verbalen Erleben liegt. Denn durch Angebote zum Wahrnehmen und Bewegen wird die präsentative Symbolisierung angesprochen, während durch die verbale Beschreibung des Körpererlebens die diskursive Symbolisierung angeregt wird. Dass der Wechsel von Symbolisierungsebenen und deren Abgleich zueinander tieferes Verstehen unterstützt, kommt dem ganzheitlichen Begreifen bei Stolze innerhalb der Gestaltkreislehre (siehe Kapitel 1.1.2) nahe.

Langer betont in Kritik zur westlichen (männlichen) Tradition der Hierarchie des Wortes über das sinnliche Erleben, dass alle drei Formen des symbolisierenden Zugangs zur Welt – über körperliches, szenisches und verbales Erleben – gleichrangig und jeweils divers in der angemessenen Form je Situation eingesetzt werden können, um einen bestmöglichen Zugang zum Selbst- und Welterleben zu ermöglichen. Bildlich gesprochen: Über Schwimmen zu reden kann das Schwimmerlebnis (Wasser, Wellen, sich tragen lassen etc.) nicht ersetzen, sondern es ist ein grundlegend anderer und gleichwertiger Modus der Wahrnehmung und des In-der-Welt-Seins. Zugleich spricht Langer aber auch von der Unmöglichkeit, sinnliches (sensomotorisches) Handeln und Erleben vollständig aus dem präsentativen Modus in die versprachlichte und gedachte Welt des diskursiven Modus zu übersetzen: Alles müsse zuerst durch das Nadelöhr der Sprache. Der Gewinn der sprachlich-begrifflichen Mitteilungsfähigkeit meint zugleich auch einen teilweisen Verzicht auf unmittelbares Erleben, das uns immer dann bewusst wird, wenn uns in einer Situation hoher sinnlicher Intensität „die Worte fehlen" oder Beschreibungen nur auf die unmittelbare Sinneserfahrung verweisen können und wir „über" etwas berichten, das aus dem Erleben heraus schwer mit Worten fassbar erscheint.

Diese Aspekte werden in Kapitel 3.1.2 unter dem Blick der therapeutischen Anwendung erneut aufgegriffen.

Die Bezugnahme auf Langers Theorie zur Symbolisierung zeigt, dass wir, wenn wir in der KBT von der **Entwicklung der Symbolisierungsfähigkeit** sprechen, nicht bloß die Verwendung von Gegenständen als Symbole meinen. Auch andere Psychotherapieverfahren nehmen szenische Gestaltungen in die therapeutische Arbeit mit auf. In der KBT geht es jedoch über diese Symbolisierung hinaus um das Anbinden bzw. Verbinden mit dem Körpererleben als leibhaftige, ganzheitliche Wahrnehmung seiner selbst in der gegebenen Situation. Folgendes **Beispiel** soll dies veranschaulichen: Eine Person kann in einer Gestaltung einen Stab als klare Grenze zweier Bereiche als sichernd erleben. Wenn sie diese Grenze aber nicht nur sieht, sondern auch berührt, mit den Füßen begeht, sich mit den Armen an ihr anhält, sie einmal verschiebt etc., verbindet sich die symbolische Besetzung des Gegenstands „Stab" mit dem unmittelbaren Leiberleben in der Evidenzerfahrung (Stern 2005) einer sichernden Grenze. Eine in dieser Art und auf mehreren Ebenen angereicherte Erfahrung, die durch die Therapeut:in begleitet und emotional bestätigt wird, fördert und erleichtert in der Regel die Bildung gesicherter psychischer Repräsentanzen (siehe Kapitel 1.3.2) und kann so vertieft als gute Erfahrung verinnerlicht werden.

Doch auch schon vor der Integration der Theorie zur symbolischen Transformation von Langer finden sich in der KBT Überlegungen zur Symbolisierung. Becker sieht bereits 1981 (S. 71) die „Wirkweise und Effektivität im therapeutischen Geschehen bei der KBT in der Möglichkeit der Nachreifung im Symbolisierungs-, Abstrahierungs- und damit Trennungs- und Individuationsprozeß". Er streicht hervor, dass die KBT „über Symbolisierung einen neben dem Traum und der freien Assoziation im Sprachlichen hervorragenden Zugang zum unbewußten Material" bietet (Becker 1981, S. 70). Cserny und Tempfli (1999) knüpfen an diese psychoanalytische Sichtweise an und beschreiben Symbolisierung, Neusymbolisierung und die Nachentwicklung der Symbolisierungsfähigkeit bereits als zentrale Grundbegriffe der KBT. Weitere Überlegungen zum Symbolisierungsbegriff aus einer psychodynamischen Perspektive finden sich in Kapitel 1.3.2.

In Zusammenschau der skizzierten Theorien wird nun das zuvor erwähnte Modell von Cserny und Tempfli (1999) zur **Wirkweise in der KBT** vorgestellt: In der KBT wird der Leib mit seinen spezifischen Wahrnehmungs- und Bewegungsformen als symbolisierte Lebenserfahrung verstanden: Die Lebens- und Lerngeschichte wird in der subjektiven Wahrnehmung der Umgebung, von sich selbst im Körpererleben, der damit verbundenen affektiven Tönung und den Gedanken im Moment als „Gegenwart" erlebt.

Indem Bewegungsabläufe (z.B. das Gehen, das Greifen, das Strecken) und damit verbundene Sinneswahrnehmungen konzentrativ – in gleichschwebender innerer und äußerer Aufmerksamkeit – wahrgenommen werden, tauchen an die Sinnesqualitäten gekoppelte ***Assoziationen*** *(Erfahrungen, Gefühle) auf. Im Handeln und Experimentieren können bekannte Bewegungen in neuer Art und Weise (und mit anderen affektiven Färbungen) ausprobiert und ursprünglich zwingende Zusammenhänge* ***entkoppelt*** *(gelöst) werden. Durch die neuen Erfahrungen kommt es schließlich zu einer* ***Differenzierung*** *des jeweiligen Erfahrungs- und Bewegungsschemas und zur* ***Neusymbolisierung****, weil „eine Ent- und Neusymbolisierung auf der sensomotorischen Ebene immer auch eine Ent- und Neusymbolisierung auf der emotionalen und auf der kognitiven Ebene bewirkt" (Cserny & Tempfli 1999, S. 24). Blockaden im Denken, Erleben und Verhalten werden flexibler. Neue Bewegungs-, Denk- und Handlungsmuster, die dem eigenen leib-seelischen Geschehen besser entsprechen und im Ausdruck als authentisch erlebt werden, entwickeln sich.*

Folgendes **Beispiel** aus der KBT-Praxis soll dieses schrittweise Arbeiten veranschaulichen: Eine mit psychisch kranken Eltern aufgewachsene Frau steht als junge Erwachsene vor einer Problemlage, in der sie sich erneut mit zu viel Verantwortung konfrontiert sieht und gefühlt ins Wanken gerät. Wie in ähnlichen Situationen der Kindheit fühlt sie sich der Situation nicht gewachsen und hat Angst, „alles" könnte zusammenbrechen. Deswegen wolle sie gerne stark sein, um das gut durchzustehen, wisse aber gerade nicht, wie. Im Therapieraum lädt die Therapeutin sie ein, sich der eigenen Standhaftigkeit zuzuwenden, und beobachtet ein spannendes Phänomen: Die junge Frau bringt sich sofort „in Stellung", steht mit durchgestreckten Knien und versteiftem Oberkörper im Raum und macht sich sichtlich bereit, mobilisiert (unverhältnismäßig) viel Kraft. Als die Patientin durch Fragen der Therapeutin nach ihrem Körperempfinden ihre durchgestreckten Knie wahrnimmt, taucht rasch der Satz „Ich muss stark sein, damit ich es durchstehe!" auf (Assoziation). Therapeutin und Patientin begreifen dies als lebensgeschichtlich wichtige, hier im Phänomen der durchgestreckten Knie und der übermäßigen Kraftaktivierung, symbolisierte Erfahrung der Patientin. Nun lenkt die Patientin ihre Wahrnehmung auf die Knie, während die Therapeutin diese (zuerst das eine, dann das andere Knie) mit ihren Händen umschließt. Die Patientin erlebt ihre Gelenke dadurch gehalten und stabiler. Sie kommt – begleitet durch die Hände der Therapeutin – in Bewegung: Zum einen bewegt die Therapeutin die Knie der Patientin, zum anderen bewegt die Patientin ihre Knie und die Hände der Therapeutin folgen der Bewegung. Ihre Knie werden weich und elastisch, ohne dass dabei Angst und überschießende Aktivierung entsteht (Entkoppelung). Durch die äußere Stützung und damit aktiv gefühlte Anteilnahme der Therapeutin in der Begleitung der Bewegung des Kniegelenks kann die Patientin in ihrer inneren Spannung gefühlt nachlassen. Nachdem die Therapeutin ihre Hände von den Knien der Patientin löst, wirkt die Berührung auch im Für-sich-Stehen nach. Die Patientin erlebt sich nun geschmeidig, besser in Balance und hat dadurch das Gefühl von mehr Standsicherheit und Stabilität. Die Erfahrung, dass ihr ein Weniger an Spannung ein Mehr an Elastizität und Sicherheit in der wichtigen und realen Erfahrung mit der unterstützenden Therapeutin gibt (Differenzierung), verblüfft und erstaunt sie und führt dann im Alltag zu weiteren Erfahrungen dieser Art (Neusymbolisierung in der therapeutischen Begegnung und gelingender Transfer in den Alltag).

Der phänomenologische Zugang im Selbst- und Fremderleben ist die Hintergrundsozialisation, die KBT-Therapeut:innen im Zuge ihrer Ausbildung erfahren. Die feinfühlige und unmittelbare Wahrnehmung von Phänomenen wird KBT-Therapeut:innen zur leiblich verkörperten Selbstverständlichkeit. Sie ermöglicht ihnen einen psychotherapiespezifischen Blick auf den Menschen sowie die Gestaltung hilfreicher Vorgangsweisen in verbalen, szenischen und körperzentrierten Elementen psychotherapeutischer Begegnung.

Die in Kapitel 1.3 beschriebenen psychodynamischen Theorien dienen schließlich als handlungsleitende Werkzeuge im Umgang mit den wahrgenommenen Phänomenen und deren Einordnung.

KBT-Therapeut:innen sind in der Lage, im Oszillieren zwischen phänomenologischer Ebene (Wahrnehmung) und theoretischer Ebene (Denken) mithilfe hermeneutischen Vorgehens (Wahrnehmen – Erfassen – Verstehen – Erklären) die beiden Ebenen stetig zu verbinden und die individuell angemessene Mischung zu finden, die in der therapeutischen Situation mit Bedacht auf die Belastbarkeit und das therapeutische Ziel am hilfreichsten ist.

Durch diesen Wechsel der Symbolisierungsebenen (körperliches, szenisches und verbales Erleben im ganzheitlichen „Begreifen") regen sie im Sinne der zwischenleiblichen Begegnung auch bei ihren Patient:innen solche Bewegungen und heilende Prozesse an (Fuchs 2021). Altbekanntes wird neu erfasst, neu Erfahrenes führt zur Neu-Symbolisierung, die Symbolisierungsfähigkeit entfaltet sich und „die Psyche" kommt in Bewegung im Sinne einer erweiterten Selbstentwicklung und gefestigten Identitätsbildung. Diesen Bewegungen wird nun im Rahmen der psychodynamischen Theorien nachgegangen.

> „Nach diesem Ausflug ... muss hier klar festgehalten werden,
> dass es nicht die Aufgabe eines psychotherapeutischen Verfahrens ist,
> philosophische Grundfragen, die bis heute nicht gelöst sind,
> zu entscheiden. Die KBT versucht sich einem psychologischen,
> bzw. psychotherapeutischen Problem über
> Methoden der Wahrnehmung zu nähern."
> (Cserny 2000, S. 168)

1.3 Psychodynamische Wurzeln

Die Verbindung von Körperarbeit nach Elsa Gindler mit psychodynamischem Denken durch Helmuth Stolze als Begründung der KBT wurde in Kapitel 1.1 herausgearbeitet. Nun werden die psychodynamischen Wurzeln in ihrem historischen Kontext näher erörtert und mit der KBT in ihrem heutigen Verständnis verbunden.

1.3.1 Psychodynamische Theorien in der KBT

Die Entwicklung der Psychoanalyse als Erkenntnis- und Heilverfahren durch Sigmund Freud markiert den Beginn einer langen und mittlerweile weit verzweigten Wissenschaftstradition, die in ihrer nunmehr 130-jährigen Geschichte viele Wege beschritten und damit viele Gebiete erforscht hat. Die zentralen Grundannahmen psychodynamischen Denkens finden sich auch in der KBT wieder, so die Annahme eines dynamischen Unbewussten, das sich lebenslang entwickelt und menschliches Verhalten maßgeblich steuert, die Annahme unterschiedlicher symbolischer Ausdrucksweisen dieses Unbewussten im Traum, in der Fantasie, im Körper (sowie im negativen Fall im Symptom) etc. Auch die Kenntnis der psychoanalytischen Konfliktlehre für die Entstehung psychischer Krankheiten ist für KBT-Therapeut:innen eine wichtige Basis. Sie findet sich in der Operationalisierten Psychodynamischen Diagnostik (OPD) in aktuellem Gewand wieder (siehe Kapitel 2.2.2). In der Konzeption der **Triebtheorie** begründete **Sigmund Freud** die Basis für psychische Entwicklung und pathologische Erscheinungsformen im konflikthaften Erleben von Trieben, welche wiederum ihren Ursprung im Körperlichen haben. Worauf Cserny und Paluselli (2006) in ihrem Buch „Der Körper ist der Ort des psychischen Geschehens" abzielten, findet sich bereits in Freuds bekanntem Zitat „Das Ich ist vor allem ein Körperliches" (Freud 1923, S. 253) als klare Leibfundierung des psychischen Apparats. Für Freud hat der Trieb als „ein psycho-somatisches Grundphänomen" (Küchenhoff 2008, S. 74) „am Körper und an der Psychodynamik Anteil" (ebd.). Dementsprechend integrierte die frühe KBT in den 60er- und 70er-Jahren des 20. Jahrhunderts bereits die Phasen der psychosexuellen Entwicklung (Freud 1905) in ihr leiborientiertes Vorgehen. Zu den in Freuds Entwicklungstheorie beschriebenen Phasen wurden thematische Zugänge erarbeitet und auf die KBT übersetzt. Beispielsweise können die oralen Grunderfahrungen des Aufnehmens und Einverleibens auf diverse Arten in der KBT angesprochen und erweitert werden: Etwas nehmen, zu sich nehmen, an-nehmen, auf-nehmen, be-halten etc. wird als reale leibliche Erfahrung im Hier und Jetzt erlebt, frühere (auch vorsprachliche) Erfahrungen werden dadurch wiederbelebt und der Bearbeitung zugänglich gemacht. Diesem Prinzip folgend wurden für alle psychosexuellen Entwicklungsphasen, aber auch für die Entwicklungsstadien der im Folgenden angeführten Konzeptionen von Erikson, Mahler, Piaget und Stern sogenannte phasenspezifische Angebote beschrieben (Pokorny, Hochgerner & Cserny 2001; Cserny & Paluselli 2006). Auf der Verständnisbasis dieser Entwicklungsphasen gilt es in der KBT-Praxis das aktuell wesentliche entwicklungspsychologische Thema auf die Leibebene zu bringen, um dort Nachreifung zu ermöglichen (Anders 2021).

Folgend auf die Triebtheorie verschob **Anna Freud** den Interessensfokus vom Es hin zur Instanz des Ichs und der Ichfunktionen und beschäftigte sich ausführlich mit der Entwicklung und Theorie der Abwehrmechanismen (1984). Bleibend und wesentlich aus dieser Phase der Theoriebildung ist, dass Anna Freud von einer erwartbaren gesunden Entwicklung bei hinreichend guter, sorgender Umwelt und konstanten Beziehungserfahrungen ausgeht. Daran anknüpfend begründete sie gemeinsam mit Heinz Hartmann die **Ich-Psychologie.** Sie erweiterte das psychoanalytische Denken um die so wichtigen Interaktionserfahrungen mit anderen Menschen und eröffnete damit den Übergang von der Ein-Personen-Psychologie zur Zwei- und Mehrpersonen-Psychologie, die die gesunde Entwicklung aber auch psychische Pathologie aus interaktionellen Erfahrungen ableitet. Diese entwicklungsbezogene Sicht betont darüber hinaus schon früh die Notwendigkeit einer adaptierten begleitenden, stützenden und entwicklungsorientierten psychoanalytischen Technik vor allem für Patient:innen mit strukturellen Ich-Defiziten (Hartkamp 2022).

Anknüpfend an Anna Freud beschrieb **Margaret Mahler** (1980) die Phasen der Individuation und Autonomieentwicklung des Kindes in den ersten drei Lebensjahren. Nach Mahler sind die ersten Lebensmonate des Säuglings von zuerst autistischem und dann symbiotischem Erleben geprägt. Diese Annahme wurde jedoch im Lichte der neueren Säuglingsforschung (Stern 1992) experimentell nicht bestätigt und in der Folge kontrovers diskutiert (Seiffge-Krenke 2009). Ab fünf Monaten setzt die Differenzierung des Körperschemas ein. Mit der Aufrichtung und dem aufrechten Gang tritt das Kind mit einem Jahr in die Übungsphase ein, in der es das Sich-Wegbewegen und das Weggehen von der Mutter leiblich (und im guten Fall freudig) üben kann. Durch dieses Üben entwickelt sich im Kind ein zunehmendes Bewusstsein um seine Abgrenzungsfähigkeit. Dadurch entsteht in der zweiten Hälfte des zweiten Lebensjahres auch vermehrt Trennungsangst, weswegen sich das Kind wieder häufiger der realen Präsenz der Mutter und ihrer konstanten Bereitschaft, Zuflucht zu gewähren, vergewissern muss. Gelingt dieser Prozess und ist die Mutter, die das Kind bei der Wiederannäherung vorfindet, „dieselbe“, von der es zuvor weggegangen ist, bildet sich im dritten Lebensjahr die sogenannte Objektkonstanz: Das Kind trägt die Mutter (bzw. die Gewissheit um ihre Verfügbarkeit) als Summe der geteilten positiven Beziehungsmomente innerlich sicher und abrufbar in sich, sodass es äußerlich von der realen Anwesenheit der Mutter zunehmend unabhängiger und damit autonomer wird.

In dieser Konzeptualisierung legt Mahler dar, wie die gesunde psychische Entwicklung über die Möglichkeiten der Lokomotion, also der Bewegungsentwicklung des Kindes innerhalb des Bindungserlebens zu wichtigen Bezugspersonen organisiert wird. Menschen mit weniger gelungenen Erfahrungen in diesem Bereich bietet sich in Psychotherapien die Möglichkeit der Nachreifung. In der KBT wird dieses Entwicklungsthema vor allem durch die Arbeit an den lokomotorischen Entwicklungsstadien (vom Liegen ins Sitzen, ins Stehen und Gehen) angeregt und Patient:innen können innerhalb der therapeutischen Beziehung dazu hilfreiche korrigierende leiblich-emotionale Erfahrungen machen.

Erik Erikson baute seine Theorie der Identitätsentwicklung (Erikson 1973) zwar auf der Freud'schen psychosexuellen Entwicklungslehre auf, beschrieb jedoch Entwicklung über die Adoleszenz hinaus als lebenslangen Prozess bis ins hohe Alter als Suche nach altersgemäßer Identität innerhalb eines gesellschaftlichen Kontextes. Er betonte anstelle der Triebe mehr das Ringen um Identität als Entwicklungsmotor. Dafür benannte er acht aufeinanderfolgende Phasen, in denen jeder Mensch vor einer Entwicklungspolarität steht. Die positive Bewältigung jeder Entwicklungsphase hängt immer auch vom gelingenden Durchlaufen der vorangegangenen Phasen ab. Exemplarisch sei die erste Phase („Urvertrauen gegen Misstrauen") genannt, in der es nach Erikson für den Säugling darum geht, im gelingenden Fall ein Gefühl von Urvertrauen zu erlangen, wohingegen das Scheitern dieser Phase zum andauerndem Grundgefühl des Misstrauens führt. In der KBT können wir dieses Entwicklungsthema über die frühen Leiberfahrungen Liegen, Gehalten-Werden, Wärme-Erfahrung, Schaukel-Bewegungen u.v.m. zur Bearbeitung bringen. Wie an diesem Beispiel sichtbar werden soll, lassen sich die von Erikson ausformulierten Entwicklungsstufen auf die leibliche Ebene übertragen. Mit seinem Modell brachte Erikson neben der Möglichkeit des Scheiterns auch die Möglichkeit eines gelingenden Lebensabschnitts bzw. gesamten Lebenszyklus ins Blickfeld entwicklungspsychologischer Betrachtungen. All diese Bemühungen der Ich-Psychologie (Planck & Planck 1988, 1989a, 1989b) flossen später auch in die Ausarbeitung der Operationalisierten Psychodynamischen Diagnostik (siehe Kapitel 2.2) und mündeten generell in einer Vertiefung der psychoanalytischen Entwicklungs- und Schädigungsperspektive. Die therapeutische Frage, wie Ich-Funktionen als Ausdruck des Selbst gefördert werden können, wird in der KBT mit einer Fülle von Angeboten zur Wahrnehmungsdifferenzierung beantwortet: Für Patient:innen mit ichstrukturellen Defiziten fördert das konkrete Wahrnehmen und Handeln im KBT-Angebot die frühen Ich-Funktionen (z.B. Wahrnehmen, Fühlen, Denken, Erinnern, Wollen, Kommunizieren und Handeln) als sichernde Hintergrunderfahrungen, aus denen heraus die lebensgeschichtlich späteren Ich-Funktionen (z.B. Realitätsprüfung, Impulskontrolle, Nähe-Distanz-Regelung, Empathie, Introspektionsfähigkeit, Mentalisierung, Abgrenzung und Kreativität) entwickelt bzw. ausdifferenziert werden (Petzold 1993, S. 242 f., S 692 f., 2012, S. 469, S. 510 f.). Hartmann (1972, S. 249 f.) führt in Nachfolge zu C. G. Jung (2021, Bd. 6 § 814, Bd. 9/1 § 248, 633) hier auch den Begriff des Selbst ein, der später in einer Weiterentwicklung psychoanalytischer Entwicklungstheorie von der Selbstpsychologie aufgegriffen wurde (Plank 1989b, S. 123 ff.). Ein weiteres Erbe der ichpsychologischen Perspektive findet sich in der Linie der ungarischen psychoanalytischen Tradition (vorrangig repräsentiert durch Michael Balint und Sandor Ferenczi) und der damit verbundenen vermehrten Hereinnahme und Beachtung der realen und interaktionell nährenden Beziehungserfahrungen in der psychotherapeutischen Situation. Die therapeutische Beziehung bekommt mehr mütterlich-versorgende Qualitäten mit dem Ziel korrigierender Beziehungserfahrungen (Balint 1987, S. 156 f., 1988; Ferenczi 1988, S. 146 ff.), was sich in der KBT auch in realen leiblichen Angeboten zur Versorgung von Bedürfnissen widerspiegeln kann (beispielsweise: „Ich decke Sie zu“, „Wie ist es, wenn Sie Ihr Gewicht an mich abgeben?“, „Ich halte Ihren Kopf“).

Schließlich brachte die **Selbstpsychologie** von **Heinz Kohut** eine weiterführende Auseinandersetzung mit dem Begriff des Selbst hervor, stellte dies ins Zentrum der Theoriebildung und entwickelte eine direkte Form psychodynamisch-interaktioneller, begegnungsorientierter Form der Psychoanalyse.

Durch die **Objektbeziehungstheorie(n)** erfuhr der Begriff des Objekts (in der Freud’schen Triebtheorie als Person verstanden, die Triebbefriedigung ermöglichen soll) eine Wandlung, durch welche die Bedeutung von Affekten und Fantasien in Interaktionen für die Entwicklung der Persönlichkeit hervorgestrichen wurde und in klinisch robusten Theorien zur Verinnerlichung ihren Niederschlag fand. Fairbairn und Kolleg:innen (Fairbairn 2000, S. 185 ff.) postulierten die Entstehung der Innenwelt als Ergebnis der Verinnerlichung von Beziehungserfahrungen, die jeweils in der Situation eine Erfahrungssequenz von sich selbst, der Person gegenüber und den die beiden Personen verbindenden Affekt als Selbst-Objekt-Beziehungsrepräsentanz abspeichert. Die Summe dieser Erfahrungen wird z.B. als Selbsterleben in seinen positiven, ambivalenten und negativen Aspekten spürbar und in Momenten von Übertragung und Gegenübertragung lebendig und therapeutisch bearbeitbar (Gabbard 2006, S. 693 ff.; Bettighofer 2016). Auf die Nutzung der Konzepte von Übertragung und Gegenübertragung innerhalb der KBT wird in Kapitel 2.2.1 näher eingegangen.

Als einer der ersten Psychoanalytiker betonte der Kinderarzt und Psychoanalytiker **Donald W. Winnicott** die Rolle der realen Umwelt eines Kindes als wichtigen Teil in der psychischen Entwicklung (Winnicott 1992, 2010). Er beschäftigte sich intensiv mit der Mutter-Kind-Beziehung und unterstrich die Bedeutung der **realen Interaktionserfahrungen** für die kindliche psychische Entwicklung. Gute Entwicklungsbedingungen sah er durch eine Mutter bzw. mütterliche Umgebung gegeben, die die Bedürfnisse des Säuglings so befriedigen kann, dass dieser sich nie verlassen fühlt. Durch ihre primäre Mütterlichkeit (Winnicott 1960), ihre Holding-Funktion (als Fähigkeit, sowohl Halt als auch hilfreichen Widerstand zu bieten) und auch die Zumutung von Versagungen hilft sie dem Säugling beim Aufbau seiner Ich-Fähigkeiten. Durch ihre **feinfühlige Begleitung** weist sie dem Kind den Weg vom Lustprinzip zum Realitätsprinzip und ist ihm dadurch eine „good enough mother“, eine genügend gute Mutter. Diese Konzepte klingen in der **Bindungstheorie** nach, weshalb Winnicott auch als deren wichtiger Vorläufer angesehen wird. Eine weitere wichtige Theoriebildung ist seine Arbeit zum Übergangsobjekt (Winnicott 1969). Das konkrete Berühren und Festhalten eines Übergangsobjektes (Kuscheltier, Stoffwindel etc.) hilft dem Säugling beim Alleinsein und Getrenntsein von der Mutter. Mit dem Übergangsobjekt besitzt der Säugling einen symbolisch durch gute Erfahrung repräsentierten und damit abrufbaren Teil der Mutter (weich, warm, angenehm), die mütterliche Qualität (sichernd und tröstend) steht ihm auch ohne die reale Anwesenheit der Mutter zur Verfügung und er wird dadurch ein Stück autonomer. Dass Trennung durch den „Besitz“ eines Übergangsobjektes erleichtert wird, kann in der KBT durch die Arbeit mit Gegenständen beobachtet werden (Hochgerner 2015). Patient:innen an schwierigen Lebensübergängen fühlen sich oft deutlich entlastet, wenn sie in einer haltenden therapeutischen Atmosphäre einen Gegenstand aus der Praxis in der Interaktion mit der Therapeut:in positiv besetzen und diesen dann unter Umständen bis zur nächsten Stunde auch real „besitzen" können, also als unterstützenden übergangsobjekthaften Gegenstand, der die reale, noch nicht endgültig verinnerlichte Beziehungserfahrung zur Therapeut:in repräsentiert, mit nach Hause nehmen dürfen. Die noch nicht sicher anhaltende, heilsame therapeutische Erfahrung bleibt mittels der physischen Anwesenheit des verbindenden Gegenstandes in ihnen leichter lebendig. Nach Winnicott begründet das Übergangsobjekt auch den sogenannten Übergangsraum, der den Menschen lebenslang begleitet, in dem kulturelle Erfahrungen mit anderen geteilt werden und aus dem Spiel und Kreativität entspringen (Winnicott 1969). So sieht Winnicott das kindliche Spiel als wichtigen psychischen Entwicklungsschritt und Kreativität beim Erwachsenen als Fortsetzung dieser Entwicklungslinie. Die heilsame Entwicklung des therapeutischen Spiels ist in der Kindertherapie längst bekannt. Doch auch Erwachsene profitieren von Therapeut:innen, die sich (alternierend zur Holding-Funktion) mit ihnen in diesen Winnicott'schen Übergangsraum begeben, um mit ihnen – mit Worten und in szenischer Interaktion – zu „spielen".

Aus jeder dieser theoretischen Schwerpunktsetzungen (Triebgeschehen, Ich-Entwicklung, Entwicklung der Abwehrmechanismen, Theorie der Objektbeziehungen, Selbst- und Identitätsentwicklung) erarbeiteten die Vertreter:innen der jeweiligen Schulen wertvolle Beiträge zum psychodynamischen Verständnis und leiteten folgerichtig unterschiedliche therapeutische Herangehensweisen ab. Für eine ausführliche Darstellung jener Personen und Forschungsbeiträge, die Eingang in die theoretische Fundierung der KBT gefunden haben, sei auf die bestehende KBT-Literatur (u. a. Pokorny, Hochgerner & Cserny 2001; Cserny & Paluselli 2006; Schmidt 2006; Schreiber-Willnow 2016; Anders 2021) verwiesen.

An dieser Stelle sei schließlich noch **John Bowlby** erwähnt, der auf der Basis psychoanalytischen Denkens gemeinsam mit Mary Ainsworth die **Bindungstheorie** begründete. So kontrovers Bowlbys Werk zu seiner

Zeit innerhalb der Psychoanalyse rezipiert wurde, so wenig ist die Bindungstheorie heute aus dem psychodynamischen Diskurs wegzudenken. Nachdem die bindungstheoretische Denktradition zunehmend empirisch weiterentwickelt wurde und wird, soll in Kapitel 2.3 gesondert darauf eingegangen werden.

Neben diesen psychodynamischen Entwicklungstheorien sind für das Verständnis von kindlicher Entwicklung, Störungslehre und therapeutischem Vorgehen in der KBT vor allem die Arbeiten des Psychologen **Jean Piaget** zur sensomotorischen Phase der Entwicklung der Intelligenz (siehe Kapitel 1.4.1) von Bedeutung: Die ersten Bausteine der Intelligenz sind demnach sensomotorische Schemata (affektiv-motorisch geprägte Erlebens- und Handlungsweisen als erste kognitive Strukturen, die unser frühes Erleben und Verhalten prägen, bevor komplexere Verarbeitungs- und Handlungsmöglichkeiten zur Verfügung stehen), die durch den steten Wechsel von Assimilation (Einordnung von Erfahrung in bestehende mentale Strukturen) und Akkommodation (Neuentwicklung und Anpassung von Wissensstrukturen) immer weiter ausdifferenziert werden und damit die Basis aller höheren Denkprozesse durch Äquilibration (Aufbau stabiler Wissensstrukturen) bilden. Nachdem Piaget nachgewiesen hatte, dass die Ursprünge menschlicher Erfahrung nicht in der Fantasie, sondern in der Realität zu finden sind, führte dies zu einer Revision psychodynamischer Sichtweisen auf den Symbolbegriff und die psychischen Repräsentanzen als Ergebnisse von Realerfahrungen. Für ein vertieftes Verständnis der Verschränkung entwicklungspsychologischer und psychodynamischer Theorien werden die Arbeiten von Dornes (1993, 1997, 2000), Seewald (2000), Seiffge-Krenke (2009) und Wallin (2016) empfohlen. Näher eingegangen wird nun auf die für die KBT wichtigen psychodynamischen Begriffe der psychischen Repräsentanzen und der Symbolisierung in Verbindung mit dem phänomenologischen Ansatz in der KBT.

1.3.2 Symbolisierung, psychische Repräsentanzen und Körperbild

Die Entwicklungen rund um den Symbolbegriff sowie die Theorien zur Verinnerlichung sind historisch breit gewachsen und zeichnen die Verzweigungen verschiedenster Forschungsansätze aus unterschiedlichen philosophischen, psychologischen und psychoanalytischen Traditionen nach. Im Folgenden sei in aller Kürze das für die KBT tragende Gefüge der wesentlichsten Begriffe in ihrem Zusammenspiel erläutert.

Der Begriff der Repräsentanz in seiner allgemeinsten Form bezeichnet ein inneres Vorstellungsbild von abwesenden Menschen oder Gegenständen der Umwelt. Etwas ursprünglich Äußeres wird also innerlich repräsentiert.

In der psychoanalytischen Theoriebildung nahm der Begriff der psychischen Repräsentanz bereits früh einen zentralen Stellenwert im Menschenbild ein und warf wichtige Fragen auf: Wie kommt die äußere Welt nach „innen"? Was macht den Menschen zum Menschen? Wie werden die wichtigen Interaktionen mit Bezugspersonen zum Teil des Selbsterlebens? Während aus der Triebtheorie die Entstehung innerer Bilder als Abbild der psychosexuellen Entwicklung verstanden wurde, wurde später das Hauptaugenmerk auf die frühen Beziehungserfahrungen gelegt. Aus psychoanalytischer Sicht steuerten unter anderem Donald W. Winnicott und John Bowlby wesentliche Beiträge bei (siehe Kapitel 2.3), während aus der Entwicklungspsychologie den Arbeiten Jean Piagets herausragende Bedeutung im Verständnis der Entwicklung der Symbolfunktion zugeschrieben wird (siehe Kapitel 1.4.1). Daniel Stern untermauerte schließlich aus Sicht der Säuglingsforschung (siehe Kapitel 1.4.2) die Tatsache, dass die Bildung von Repräsentanzen lange vor der Sprachentwicklung einsetzt und zentral an leiblich-beziehungsorientierte (sensomotorische) Erfahrungen gebunden ist. Eine aktuell gängige Beschreibung von Zelnick und Buchholz (1991, S. 810) definiert innere Repräsentanz als „unbewußte, interaktionelle Organisationsstruktur".

Zuerst bilden sich frühe sensomotorisch-affektive Schemata, die die Basis der Körperrepräsentanzen bilden. Mit voranschreitender kindlicher (kognitiver) Entwicklung differenzieren sich diese frühen Repräsentanzen weiter aus, werden durch symbolisierende Umformungsprozesse weiterverarbeitet und es bilden sich Körper-, Selbst- und Objektrepräsentanzen. Kurz gesagt versteht man darunter das innere Vorstellungsbild eines Menschen vom eigenen Körper, von sich selbst und von anderen Menschen.

Diese Vorstellungen enthalten sowohl bewusste als auch vorbewusste und unbewusste Anteile (Mertens 1998). Die Bezogenheit dieser Repräsentanzen untereinander lässt sich aus ihrer Entwicklungsgeschichte heraus verstehen: Das Selbstbild eines Menschen erwächst aus der Verinnerlichung und fortwährenden Überformung früher Körperrepräsentanzen und beinhaltet schließlich neben Vorstellungen zur eigenen Person (Selbstrepräsentanzen) auch die Vorstellungen über den eigenen Körper (Körperrepräsentanzen). Allerdings wird in den Selbstrepräsentanzen nie bloß die Wahrnehmung des eigenen Körpers gespeichert, sondern von Beginn an die Körpererfahrungen im leiblich-seelischen Dialog (Blickkontakt, Grenzerfahrung durch Berührung, Stimmerleben etc.) mit den wichtigen anderen (Objekten) sowie die damit verbundene affektive Gestimmtheit. Darüber hinaus wird in einer intersubjektiven Episode nicht nur die Information zu sich selbst (in Form einer Selbstrepräsentanz) und zur anderen Person (in Form einer Objektrepräsentanz), sondern auch die Gestimmtheit der Interaktion als solche (in Form einer Beziehungsrepräsentanz) verinnerlicht.

Im Laufe der Entwicklung erlebt und speichert das Kind demnach Bilder von sich selbst (Selbstrepräsentanzen) sowie Bilder wichtiger anderer Menschen (Objektrepräsentanzen), die zu organisierenden Strukturen der Persönlichkeit im Selbsterleben werden. Diese verinnerlichten Bilder prägen also die

Haltung zu sich selbst sowie die Erwartungshaltung an die Welt und die daraus abgeleitete subjektive Wahrnehmung im Erleben und Verhalten.

In der **präverbalen Phase**[3] des Lebens erfolgt diese Entwicklung von psychischen Repräsentanzen entlang der kindlichen Möglichkeiten im Reifungsprozess: Erfahrungen (Berührung, Affekt, Wahrnehmungen, Sinneseindrücke, Interaktion) werden in der sensomotorischen Phase unmittelbar erlebt und als sensomotorisch-affektive Schemata abgespeichert. Gespeist aus diesen Erfahrungen bildet sich das **prozedurale Gedächtnis**, dessen Inhalte im Gegensatz zu jenen des deklarativen Gedächtnisses nicht per se Eingang in die gesprochene Sprache finden. Später werden die so gebildeten frühen psychischen Repräsentanzen überformt, symbolisch verdichtet und weiter verfestigt. Vor allem im Zuge der Sprachentwicklung erfahren sensomotorische Repräsentanzen deutlich mehr Abstraktion und Symbolisierung, es entwickelt sich das **deklarative** (erzählende) **Gedächtnis**. So stehen im späteren Leben Teile dieser frühen Erfahrungen bewusst zur Verfügung (z.B. im Sinne von Sich-selbst-Erkennen und Sich-selbst-Erleben), wohingegen andere Teile nur unbewusst Ausdruck finden (beispielsweise durch „Stimmungen" in spezifischen Situationen, Anmutungen und Atmosphären, die die subjektive Wahrnehmung prägen, sowie in pathologischen Prozessen in Symptombildungen). Dies hängt stark von der individuell ausgeprägten Symbolisierungsfähigkeit ab, wobei betont werden muss, dass jede Art der Symbolisierung in Phänomenen ihren Ausdruck findet.

Später im Leben können psychische Repräsentanzen sich auch aus Erfahrungen mit nicht vorrangig sensomotorischem Erlebensanteil bilden, wobei davon auszugehen ist, dass jede neue Erfahrung (auch jene ohne unmittel-

3 In der psychoanalytischen Literatur wird Präverbales und Verbales den Begriffen primär- und sekundärprozesshaftes Erleben zugeordnet.

bare leibliche Erfahrung) stets durch die Mitaktivierung der alten und aktuellen Leiberfahrungen und der nun zur Verfügung stehenden vielfältigen symbolischen Verinnerlichung gebildet wird. „Das Gesamt der psychischen Repräsentanzen beinhaltet somit das ganze Spektrum symbolisierter Erfahrungen von einfachen sensomotorisch-perzeptuell-affektiven Schemata bis hin zu komplexen Handlungs-, Wahrnehmungs-, Affekt- und Denkmustern." (Cserny & Tempfli 1999, S. 16)

Bettighofer (2016, S. 54) unterstreicht ebenfalls die Gleichzeitigkeit verschiedener Symbolisierungsformen in den Repräsentanzen: „Denn die inneren Schemata enthalten ganz unterschiedliche Ebenen der Abstraktion, der Integration und der Verarbeitung durch Symbolisierungs- und Gedächtnisprozesse, die zudem den verschiedenen Lebensaltern entstammen und die jeweiligen altersgemäßen Verarbeitungsmodi repräsentieren."

Das bedeutet, dass es de facto keine inneren Bilder ohne Leibbezug und Bezug zu verinnerlichten Erfahrungen mit wichtigen Bezugspersonen gibt. Auch wenn der nun erwachsene Mensch Halt durch unterstützende, aufrichtende Worte erfährt, wird bei der Symbolisierung dieser Erfahrung doch immer auch auf die ganz frühen Leiberfahrungen referenziert und diese bilden stets (positive, ambivalente oder negative) sensomotorisch-affektive Beziehungserfahrungen ab. Durch neue Erfahrungen können diese frühen sensomotorisch-affektiven Beziehungserfahrungen ergänzt, relativiert oder verstärkt werden. Dadurch wird psychotherapeutische Erfahrung seelisch heilend wirksam.

Der Zusammenhang zwischen **früheren und späteren psychischen Repräsentanzen** wird nun am Thema „Halt" exemplarisch illustriert. Den ersten Halt im Leben erfahren wir im leiblichen Erleben des Gehalten-Werdens in den Armen der Bindungspersonen (frühe psychische Repräsentanzen). Dieses Erleben des Babys ist jedoch eingebettet in die Interaktion mit der haltenden Bindungsperson, die das Baby in ihrer ganz speziellen Art aufnimmt, hält und berührt, sich und das Baby bewegt, ihre Stimme und den Blickkontakt für das Halt-Geben einsetzt, dabei selbst spezielle Gefühle erlebt und diese wiederum dem Baby zurückgibt und sie gleichzeitig mit ihm teilt. Dieses komplexe Geschehen führt für manche Babys zu wohliger Empfindung begleitet von ruhiger Atmung, entspannter Muskulatur etc., während andere Babys Unruhe erfahren, ihre Muskulatur angespannt erleben und flach atmen. Jener Teil dieser umfassenden Erfahrung, den das Baby mit dem Selbst in Verbindung bringt, während es gehalten wird, bildet sich zur Selbstrepräsentanz aus („So bin ich"). Ein anderer Teil des Erlebens, den das Baby der Außenwelt zuschreibt, fließt in die Ausbildung einer Objektrepräsentanz ein („So sind die anderen"). Doch auch die sogenannte Körperrepräsentanz, also die mentale Repräsentation des eigenen Körpers, speist sich aus diesen Erfahrungen, wobei die frühen Erfahrungen selbst (im Sinne einer bewussten Erinnerung) für immer dem expliziten Gedächtnis vorenthalten bleiben. Allerdings wird im Prozess der Verinnerlichung späterer Erfahrungen von Halt (spätere psychische Repräsentanzen) implizit auf diese Grunderfahrungen zurückgegriffen. Die Angebote zukünftiger Menschen, Halt zu ermöglichen (eine Umarmung, ein offenes Ohr, einfühlende Hilfe, solidarischer Zusammenhalt durch konkrete Unterstützung etc.), werden immer vor dem Hintergrund der ersten Halt-Erfahrungen wahrgenommen und weiterverarbeitet (Wahrnehmung ist Sinnesempfindung plus Erfahrung). So entstehen aus späteren Beziehungserfahrungen (welche unter Umständen auch erinnert werden können) spätere psychische Repräsentanzen, die jedoch immer auf dem Boden der frühesten (sensomotorischen) Erfahrungen wachsen. Die KBT ermöglicht das Erfahren von Halt in seiner lebensgeschichtlich frühesten Form sowie auf verschiedenen Symbolisierungsebenen, indem beispielsweise das Liegen auf dem haltgebenden Boden konzentrativ wahrgenommen und differenziert erprobt wird, indem die Therapeut:in den Kopf der Patient:in in ihren Händen hält, indem die Patient:in etwas findet, an dem sie sich anhalten kann, indem die Patient:in exploriert, wie sich ihr Körper im Stehen wie von selbst halten kann, und vieles mehr.

Ein wesentlicher Aspekt in der Bildung psychischer Körperrepräsentanzen des Selbst ist also die **Erfahrung am Körper** der anderen. „Der eigene Körper wird aus der vorgängigen Begegnung mit anderen angeeignet. Dies gilt für die affektive Besetzung der Teile des eigenen Körpers ebenso wie für die Ganzheitsvorstellung des eigenen Körpers. Der andere hat einen entscheidenden Anteil an der eigenen körperlichen Selbstvorstellung." (Küchenhoff 2008, S. 75). In der Falldarstellung (siehe Kapitel 3.3) wird dieser Aspekt in einem Angebot zur Selbst- und Fremdberührung veranschaulicht.

An einem **Beispiel** aus der klinischen Praxis wird die hohe Bedeutsamkeit der Objekterfahrungen für die **Entwicklung des Selbstbildes** veranschaulicht: Im Rahmen einer postpartalen Depression entwickelt eine Mutter die große (teilweise wahnhaft anmutende) Angst, ihr Kind könnte verhungern. In der Fütterungssituation ist sie sehr ängstlich und nervös-agitiert. Das Baby erlebt im Gefüttert-Werden nicht nur den eigenen Körper bei der Nahrungsaufnahme (Temperatureindruck und Milchfluss an der Mundschleimhaut, Geschmacks- und Geruchsempfindungen, Sättigungsgefühl), sondern gleichzeitig auch den Leibdialog mit der nervös-agitierten Mutter (Fahrigkeit in der körperlichen Berührung, hoher Druck beim Flasche-Geben, gesteigerte Atemfrequenz und aufgeregte Stimmlage) sowie die affektive Überflutung durch die Mutter (herabgesetzte mütterliche Mentalisierungsfähigkeit aufgrund der eigenen psychischen Belastung führt zu mangelndem Containment der kindlichen Erregung). Die so ausgebildete Körperrepräsentanz erzählt also nicht nur die Geschichte warmer Milch, sondern auch die Vorstellung eines Körpers, der bei der Nahrungsaufnahme in ängstliche Erregung kommt, ständig damit beschäftigt sein muss, sich gegen von außen Eindringendes zu wehren, es auszuspucken. Das Baby entwickelt eine Fütterungsstörung und als Schulkind bildet sich aus diesen frühen Erfahrungen bezogen auf den eigenen Verdauungsapparat die bewusste Vorstellung, „wenig zu vertragen". Der unbewusste Teil dieser Körper- und später Selbstrepräsentanz mündet in einer oralen Thematik mit subjektiv großen Konzentrationsproblemen bei gleichzeitiger massiver Angstsymptomatik während des Lernens: „Ich bekomme Angst, wenn mir zu viel zugeführt wird" (aktuell der Lernstoff, im übertragenen, unbewusst aus der frühen Erfahrung aktivierten Sinn das Zuviel an Milch), „aber auch, wenn ich es verweigere, bekomme ich unaushaltbare Angst" (der in der Fütterungssituation ursprüngliche mütterliche Affekt, der über die Bildung der Repräsentanzen nun Selbstrepräsentanz wurde).

Doch auch im Rahmen von gelingender Eltern-Kind-Interaktion bilden sich in den Selbstrepräsentanzen immer die intersubjektiven Beziehungserfahrungen mit den frühen Objekten ab (Bettighofer 2016). Denkt man beispielsweise an Fütterungsepisoden, in denen die mütterliche Stimmungslage vorrangig von Ruhe, Einstimmung auf die kindlichen Bedürfnisse, Zufriedenheit und Liebesgefühlen geprägt ist, so verinnerlicht auch dieses Baby die Erfahrung mit dem nährenden Objekt in der eigenen Körperrepräsentanz (Verdauungsvorgang repräsentiert als sinnliches, befriedigendes, sättigendes, nährendes Körpererleben). Das bedeutet, in der Körperrepräsentanz zeigt sich nicht das frühe Erleben des eigenen Körpers, sondern die frühe Vermittlung des eigenen Körpers durch andere.

Psychische Repräsentanzen *entwickeln sich somit auf der Basis frühester leiblich-seelischer Austauschprozesse zwischen dem Kind und seinen Bezugspersonen, welche zur Bildung sensomotorisch-affektiver Schemata führen. Aus diesen frühesten Schemata entwickeln sich die sogenannten Körperrepräsentanzen, die Selbstrepräsentanzen (Vorstellungen von sich selbst) und die Objektrepräsentanzen (Vorstellungen von anderen). Die Körperrepräsentanzen beinhalten alle inneren Vorstellungsbilder des eigenen Körpers und seiner Organfunktionen.*

Wir sprechen in der Tradition Lichtenbergs (Plassmann 2022) auch vom **Körperselbst** als Summe aller Körperrepräsentanzen und verstehen es als

Teil des Selbst. „Das Körperselbst wird verstanden als Summe der zunächst diffusen Empfindungen von der Körperoberfläche und aus dem Körperinneren, die sich in der weiteren Entwicklung zu einem bewussten und unbewussten Bild des eigenen Körpers organisieren." (Plassmann 2022, S. 512)

Doch auch die interaktionellen Erfahrungen selbst unterliegen dem Prozess der Verinnerlichung. Sie werden hier als **Beziehungsrepräsentanzen** (also Vorstellungen von sich mit anderen) bezeichnet: Stern (1992) beschreibt in seinem Modell von generalisierten Interaktionserfahrungen (RIGs), wie reale, häufig wiederholte Beziehungsepisoden als inneres Abbild die Welt des Säuglings planbar machen. Kernberg (1998) betont im selben Zusammenhang mehr den Stellenwert der kindlichen Fantasietätigkeit bei der Ausbildung der psychischen Struktur. Er beschreibt Objektbeziehungen als gespeicherte Einheiten von bestimmten Selbst- und Objektrepräsentanzen, welche im späteren Leben als **inneres Modell für zwischenmenschliche Beziehungsgestaltungen** herangezogen werden. Auch Bindungsrepräsentanzen lassen sich diesem Bereich der inneren Vorstellungen zuordnen. Alle psychischen Repräsentanzen (und somit auch das Körperselbst) enthalten bewusste, vorbewusste und unbewusste Anteile.

In der KBT kommt dem **Körperselbst** besondere Aufmerksamkeit zu, da es als Ergebnis der gelingenden Unterscheidung von Selbst und Objekt angesehen wird. Damit entsteht die Fähigkeit zur Realitätsprüfung und die Fähigkeit, eigene Impulse von jenen anderer zu unterscheiden. Somit werden die basalen Vorstellungen des eigenen Selbst und der eigenen Leiblichkeit im Erleben evident: „Was alles bin ich selbst?", „Wo ist innen und wo außen?" etc. Innerhalb des Körperselbst werden weiters das Körperschema und das Körperbild als zwei unterschiedliche Arten psychischer Repräsentanzen voneinander unterschieden. Abbildung 6 gibt einen grafischen Überblick.

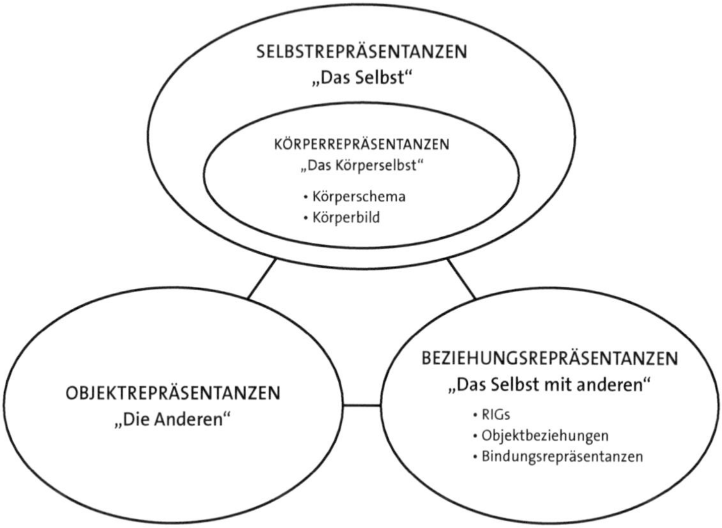

Abb. 6: Psychische Repräsentanzen (Darstellung: Anders)

Das Körperschema beschreibt jene psychischen Repräsentanzen, welche aus perzeptiven Quellen gespeist werden. Dazu zählen alle Bilder des eigenen Körpers, die unter Zuhilfenahme des Gleichgewichtssinns, der Lage- und Raumorientierung sowie der Tiefensensibilität gezeichnet werden. Mithilfe des Körperschemas können sich Menschen am eigenen Körper orientieren (In welcher Lage befinde ich mich? Was ist oben, unten? Wo ist links und rechts?) sowie dessen Größenverhältnisse und Ausdehnung im Raum in Ruhe und Bewegung einschätzen.

Das Körperbild hingegen wird aus affektiver Aufladung zwischenleiblichen Handelns und Erlebens, emotionaler Besetzung und der Fantasietätigkeit im Laufe der kindlichen Entwicklung gespeist. So zeichnet das Durchlaufen der psychosexuellen Entwicklungsphasen seine Spuren in die Landschaft des Körperbildes, ebenso wie die in Beziehungen gesammelten Erfahrungen. Das Körperbild ist dynamisch (also immerwährend und lebenslang in Entwicklung) zu verstehen und speist sich wie alle psychischen Repräsentanzen „aus Beziehungserfahrungen und ist deren Niederschlag" (Küchenhoff & Agarwalla 2012, S. 20). Es beinhaltet also das Wissen über den eigenen Körper und seine Organe in den affektiven Färbungen der frühen intersubjektiven Erfahrungen. Man könnte sagen, das Körperbild repräsentiert das emotionale Verhältnis zum eigenen Körper und zu seinen Organen in Form von Fantasien (zu seinen Funktionsweisen, Möglichkeiten und Grenzen), Haltungen und (Selbst- bzw. Fremd-) Bewertungen. In der KBT verstehen wir Phänomene als wahrnehmbare Teile der psychischen Repräsentanzen (als symbolisierte Erfahrung) des Menschen - und damit auch des Körperbildes. Das Körperbild ist Ergebnis lebenslanger Verinnerlichungs- und Symbolisierungsprozesse, der äußerlich wahrnehmbare Teil des Körperbildes, das Phänomen, ist – jedes Mal aufs Neue – Symbolisierung. Das jeweils aktuelle Körperbild ist also das leibhafte Symbolisierungsergebnis der eigenen Lebenserfahrungen und findet durch Symbolisierungsprozesse im Phänomen ständig aufs Neue Ausdruck.

Die **historische Entwicklung der Begriffe Körperschema und Körperbild** verlief turbulent. Teilweise wurden sie pars pro toto verwendet, teilweise beschrieben sie jeweils andere Aspekte (Schmidt 2006). Dennoch erweist sich die Unterscheidung eines psychologisch-phänomenologischen und eines neurophysiologischen Teilbereichs (Schmidt 2006; Schreiber-Willnow 2016) sowohl für die KBT-Praxis als auch für die wissenschaftliche Erforschung als wichtige Möglichkeit zur Operationalisierung. Auf der anderen Seite gibt es einen starken Zusammenhang dieser beiden Bereiche, was eine klare Abgrenzung erschwert. Denn das in diesem Sinne verstandene Körperbild entwickelt sich durch die perzeptiven Informationen des Körperschemas weiter und umgekehrt bestimmt das Körperbild, welche perzeptiven Eindrücke ein Mensch vermehrt erfahren wird. Schmidt (2006, S. 6) verweist in diesem Zusammenhang auf die hilfreiche Betrachtungsweise von Paul Schilder, der „Körperschema und Körperbild als ganzheitlichen und komplexen Prozess" versteht. Die Komplexität dieses Prozesses kommt phänomenologisch betrachtet im Körpererleben zum Ausdruck.

Daher wollen wir auf den wichtigen Begriff des **Körpererlebens** eingehen, den Küchenhoff und Agarwalla (2012) und Röhricht et al. (2005) als Oberbegriff für eine Vielfalt unterschiedlicher Aspekte des subjektiven Zugangs zum eigenen Körper annehmen.[4] Das **Körpererleben** stellt keine psychische Repräsentanz dar, sondern ist ein wichtiges Mittel, um diese zu bilden. Die Bedeutung des Körpererlebens in der KBT strich bereits Helmuth Stolze hervor, indem er wie oben beschrieben das Körpererleben (und nicht den Körper selbst!) ins Zentrum der therapeutischen Aufmerksamkeit rückte. Gleichzeitig hat diese Bezeichnung eine relativ große Nähe zur Alltagssprache und kann daher auch in der therapeutischen Arbeit mit Patient:innen verwendet werden. Auch im interdisziplinären Austausch mit Kolleg:innen kann der Begriff des Körpererlebens intuitiv gut fassbar sein. Das Körpererleben ist eine unmittelbare Erlebensqualität, eine Art der Weltaneignung in unmittelbarer Evidenz und zugleich zentraler Baustein psychischer Repräsentanzen. Theoretisch und durch klinische Evaluation untermauert wird dieser Ansatz zur Erfassung des Körpererlebens durch die Arbeit von Küchenhoff und Agarwalla (2012).

Das Körpererleben wird in der KBT zum wichtigen Mittel im therapeutischen Prozess. Durch die Fokussierung auf die Wahrnehmung des Körpererlebens, also das Ansprechen der **Körperwahrnehmung**, wird diese zum Mittel für Erkenntnisgewinn („Ah, in solchen Streitsituationen verschwindet mein Kopf regelrecht zwischen meinen Schultern. Mein Ober-

4 Über die psychoanalytische Literatur hinaus findet sich im Dickicht der Körper-Begrifflichkeiten neben den bereits erwähnten Begriffen Körperrepräsentanz, Körperselbst, Körperschema und Körperbild eine Menge weiterer Bezeichnungen wie Körperausdruck, Körperbesetzung, Körperbildstörung, Körperempfindung, Körpererinnerung, Körpererleben, Körpergedächtnis, Körpergefühl, Körper-Ich, Körperkathexis, Körperkontakt, Körperperzept, Körperphänomen, Körpersprache und Körperwahrnehmung. Für eine Vertiefung in Systematisierungsversuche sei auf das Konsensuspapier zur terminologischen Abgrenzung von Teilaspekten des Körpererlebens in Forschung und Praxis (Röhricht et al. 2005), auf das Handbuch zur Diagnostik von Körpererleben und Körperbild (Joraschky, Loew & Röhricht 2008) sowie auf die Erörterungen zur Körperbild-Liste (Küchenhoff & Agarwalla 2012) verwiesen.

körper wird ganz steif, sodass ich rundherum gar nichts mehr mitkriege") und Veränderung („Jetzt, wo ich meinen Kopf etwas anhebe und mich damit besser selbst unterstütze, habe ich plötzlich auch weniger Angst"). Das, was dabei konzentrativ wahrgenommen wird (eingezogener Kopf, Unsicherheit, Angst, Bewegungsräume etc.), ist Ausdruck (alter sowie sich neu bildender) psychischer Repräsentanzen.

Je nach Entwicklungsstand und Symbolisierungsmöglichkeiten kann eine Körperrepräsentanz phänomenologisch ganz spontan (also sprachfrei und unbewusst) in Körperbewegung und Handlung ausgedrückt werden, sie kann sich im Symptom „körpersprachlich" zeigen, in einen gestaltend-kreativen Prozess in der psychotherapeutischen Situation münden sowie sprachlich symbolisiert, in Worte gefasst und mitteilbar werden u.v.m. „Über das Phänomen wird der Zugang selbst zu frühesten Schichten von symbolisierten Erfahrungen – auch in den vorsprachlichen und pränatalen Bereich hinein, geschaffen." (Paluselli 2005, S. 196) In der KBT können wir allen **Symbolisierungsformen und Symbolisierungsschichten** (Cserny & Tempfli 1999) unmittelbar in ihrer Eigenart des Ausdrucks begegnen, das Thema in dieser Symbolisierungsform bearbeiten (im Bewegen, im Handeln, im Gestalten, im Sprechen), aber auch in andere Symbolisierungsformen überführen. „Der Ansatz am Phänomen ist phänomenal!" (Paluselli 2005, S. 195)

„Durch Angebote (zur Wahrnehmung und Bewegung) können in der KBT sensomotorische Grunderfahrungen im averbalen Regelkreis gemacht werden, die durch die weitere Differenzierung und Bearbeitung im verbalen Regelkreis in Summe zu Veränderungen der psychischen Struktur (im ‚Begreifen') führen. Wir sprechen von Entwicklung durch Nachreifung und meinen damit die Bildung neuer psychischer Strukturen (Selbst- und Objektrepräsentanzen) auf der Basis neuer sensomotorischer Grunderfahrungen." (Anders 2021, S. 17)

„Der praktische Ansatz der KBT, Bewegungen des täglichen Lebens, wie Gehen und Greifen, aus ihrer Automatisierung zu holen und bewusst zu machen, lässt auch die unbewussten Anteile (symbolisierte Erfahrungen, psychische Repräsentanzen) dieser Handlungen bewusstwerden." (Paluselli 2005, S. 192) Dabei kommt es einerseits zu neu symbolisierter Erfahrung und andererseits zur Verbesserung der Symbolisierungsfähigkeit an sich, denn in der KBT verstehen wir **Symbolisierung als Fähigkeit, Prozess und Ergebnis** in einem.

Die **konzentrative Hinwendung** zum Körpererleben führt also über die Arbeit mit und an den Repräsentanzen zu psychischer Veränderung, was sich wiederum in verändertem Körpererleben niederschlägt und erneut spiegelt. Die **geschlossenen Augen** (in vielen Stunden möglicher Teil eines Angebots) sind dabei vergleichbar mit der psychoanalytischen Couch: Sie fördern die Regression, allerdings nicht mit dem vorrangigen Ziel freier (gedanklicher) Assoziation, sondern mehr mit jenem, **assoziative Körperempfindungen,** die spürbar werden, in emotionalem Erleben, in Handlungsimpulsen (Handlungsassoziation) und in Gedanken zum Ausdruck und zur weiteren Bearbeitung zu bringen. Durch den wahrnehmungs- und bewegungsorientierten Ansatz der KBT organisiert sich die therapeutische Arbeit demnach immer wieder (aber nicht ausschließlich) entlang des Körperselbsterlebens, wirkt gleichzeitig auf dieses ein und findet ihre Wirksamkeit in einer Veränderung des Körperselbsterlebens abgebildet.

Folgendes **Beispiel** soll einen Eindruck der Arbeit mit und an **psychischen Repräsentanzen in der KBT-Praxis** vermitteln:

> Eine Patientin findet sich in einer verunsichernden Lebenssituation wieder, in der sie sich als instabil erlebt. Durch die Wahrnehmung des eigenen Stehens und meiner Hand zwischen den Schulterblättern fühlt sich die Patientin in ihrem Stehen stabilisiert, was sie gleichzeitig innerlich berührt. Weinend bemerkt sie: „Ich kenne das!" Auf Nachfrage konkretisiert sie die Assoziation, die in ihr aufgestiegen ist. „Das hat früher immer mein Großvater in meinem Leben übernommen. Weil, als er noch gelebt hat, war er meine Stütze." Die symbolisierte Erfah-

rung mit dem Großvater wird im Angebot durch die Berührung und die dadurch aktuell erlebte Stabilität assoziativ neu belebt. Im Angebot löst die Berührung bei der Pat auf der körperlichen Ebene demnach eine Stabilitätsempfindung aus. Auf emotionaler Ebene steigt die Verbindung zu einer symbolisierten Erfahrung (Objektbeziehung) auf, die im Selbsterleben mit dem Großvater erlebbar war („Ich fühle mich unterstützt") und als wichtiger Beziehungsmoment und Teil der positiven Beziehungserfahrung verinnerlicht wurde. Im Weinen findet die Traurigkeit über den Verlust des Großvaters gemeinsam mit der Freude über die damals erlebte und nun wiederbelebte Erfahrung mit ihm einen Ausdruck und die Patientin fühlt sich „stabiler und sicherer". Die Patientin spürt der Berührung meiner Hand auf ihrem Rücken nach und experimentiert weiter damit, Halt im Stehen zu finden (Stellung der Beine, Beweglichkeit der Knie, Neigung des Oberkörpers, Haltung von Schultern und Kopf). Vor dem Hintergrund dieser Erfahrung kann sie schließlich auch freier über die aktuelle Lebenssituation und das, was sie gerade an Unterstützung benötigt, nachdenken.

Das Fallbeispiel illustriert, wie die subjektive Wahrnehmung eines Menschen sich immer aus den aktuellen Sinnesempfindungen sowie aus den lebensgeschichtlichen Erfahrungen zusammensetzt. Im Folgenden wird die Rolle der subjektiven Wahrnehmung bei der Verinnerlichung von Erfahrungen und deren steuernde Wirkung im weiteren Wahrnehmungsprozess erörtert und in Abbildung 7 illustriert.

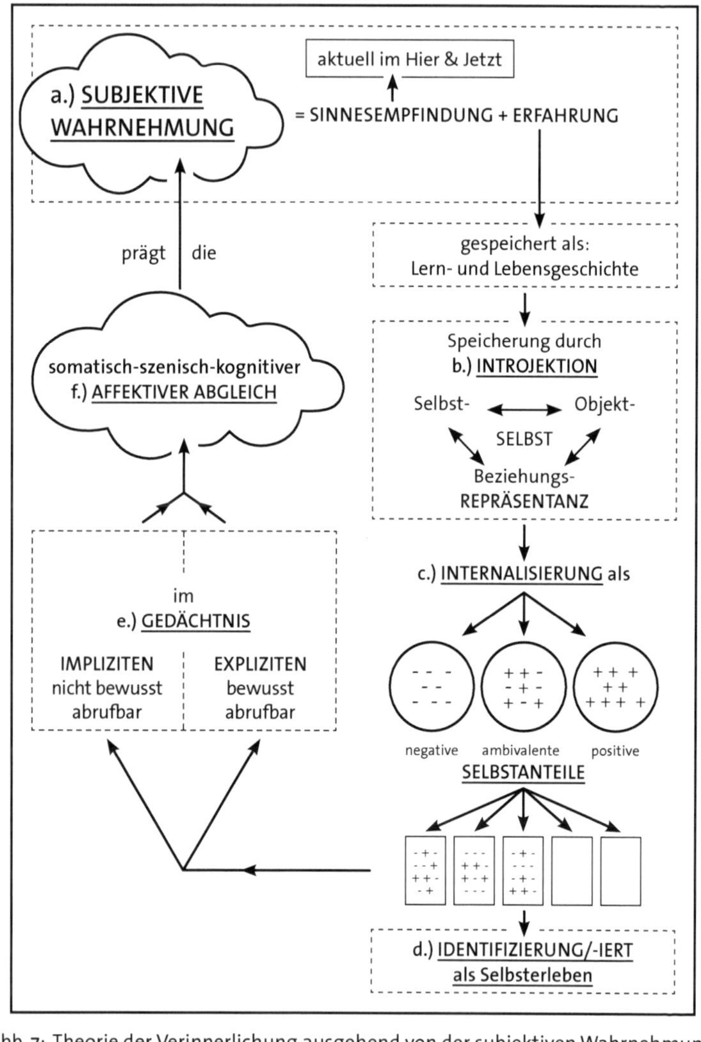

Abb. 7: Theorie der Verinnerlichung ausgehend von der subjektiven Wahrnehmung (Darstellung: Hochgerner).

Kommentar zu Abbildung 7:

a. Die **subjektive Wahrnehmung** ist die Summe der aktuellen Sinnesempfindungen, gekoppelt an und interpretiert durch die bisher gemachten Erfahrungen. Die aktuelle Wahrnehmung wird als Teil der **Lebens- und Lerngeschichte** als psychisches Abbild zum Teil meines Selbsterlebens. Dies geschieht durch
b. **Introjektion** in einem Dreischritt: Die gespeicherten Selbst-, Objekt- und Beziehungsrepräsentanzen werden in Summe als Teil meines **Selbsterlebens** und folgend entweder als positiver (+), ambivalenter (+/–) oder negativer (–) Selbstanteil als
c. Repräsentanz des Erlebten **internalisiert**. Die Folgen daraus sind im Umkehrschluss: Mein Selbsterleben ist immer durch eine Kombination von ichhaften Impulsen (z. B. ich denke, will, handle, erinnere mich) in Verknüpfung mit der Erfahrung wichtiger anderer Personen und dem darin gemeinsamen Erleben in Summe als „Selbst"-Erleben gespeichert. Das Selbstgefühl repräsentiert somit auch – in jedem Moment des Selbsterlebens – die bewussten (und unbewussten) Erfahrungen mit anderen, wichtigen Personen in enger Verschränkung mit dem Selbsterleben. Dies erklärt sowohl die Zähigkeit in den Veränderungsprozessen des Selbst bei negativen Vorerfahrungen, da auch immer ein Teil meines Selbstgefühls in der Auseinandersetzung um die Distanzierung von schädigenden inneren Anteilen und realen Personen verändert werden muss, als auch die positive Wirkung im Selbstgefühl durch anhaltende Verinnerlichung von Beziehungserleben mit hilfreichen Personen sowie die damit verbundene erstaunliche Widerstandskraft (Resilienz) von Menschen in belastenden Situationen, wenn dann hilfreiche, positive Erfahrungen (als sicherndes Lebensgefühl) abgerufen werden können.
d. Im Vorgang der Identifikation und im nachfolgenden Abrufen des Selbstbildes in der Identifizierung mit den neuen Anteilen entsteht in Summe das Selbstgefühl („Das bin ich **selbst**, mit allen Erfahrungen, die **ich selbst mit mir und anderen** gemacht habe"). Zugleich werden im
e. **expliziten Gedächtnis** (bewusst abrufbare und damit erinnerbare Anteile des Erlebten) sowie im **impliziten Gedächtnis** (atmosphärische, körper- und affektnahe Anteile; insbesondere die Stimmung prägende Erfahrungsanteile) die aktuellen Erfahrungen gespeichert.
f. Schließlich kommt es zu einem **affektiven Abgleich** dieser aktuellen Erfahrung vor dem Hintergrund aller relevanten, bisher gemachten Vorerfahrungen. In diesem Abgleich verschmelzen somatische, szenische und/oder gedankliche Erinnerungen (in jeweils unterschiedlicher Gewichtung) zu einer (neuen) ganzheitlichen Wahrnehmung.

Das Ergebnis dieses Prozesses (a. bis f.), der im 0,5-Sekunden-Takt abläuft, wirkt nun unmittelbar auf das Erleben der nächsten aktuellen Situation (neue a.-Situation) ein, da der eben gemachte und verinnerlichte Wahrnehmungs-Handlungs-Erlebens-Erfahrungszyklus erneut mit der jetzt wieder fühlbar aktivierten Wahrnehmung der gegenwärtigen Phänomene verbunden und subjektiv gedeutet wird (nächster Zyklus a. bis f.).

Fazit: Hiermit wird deutlich, wie Selbstentwicklung durch Beziehungserfahrung mit sich selbst und der Umwelt möglich wird:
Die aktuellen sensorischen Anteile des perzeptiven Gedächtnisses, angeregt durch alle Sinneserfahrungen im jeweiligen Moment, aktivieren das **Erinnerungsgedächtnis,** das mich in jeder aktuellen Situation über eventuell relevante Vorerfahrungen informiert und diese mit den **aktuellen Sinneseindrücken** vergleicht. So entsteht im Abgleich mit allen früheren, ähnlichen Situationen entweder eher Attraktion/Hinwendung zur Situation (aufkommende Neugier) oder Aversion/Abwendung (Ambivalenz-, Unlust- und Angstgefühle).
Dieser Prozess bringt in der Folge im leiblichen **Ausdrucksverhalten** den situativ spontan entstehenden Handlungsimpuls in der **Interaktion** mit der Umwelt zur Geltung und speichert erneut die **neue Erlebens- und Beziehungssequenz** als Szene ab, die nun ihrerseits wieder im nächsten Zyklus Teil des **Erinnerungsgedächtnisses** wird.

Die Verbindung des leib-phänomenologischen Ansatzes mit den psychodynamischen Konzepten von Verinnerlichung untermauert somit die Förderung zur Bildung von psychischen Repräsentanzen durch das Vorgehen in der KBT. Zusammenfassend lässt sich festhalten:

Die innere Welt des Kindes bildet sich aus der Verinnerlichung und der damit verbundenen Abstraktion von Erfahrungen mit der leiblichen Umwelt, dem eigenen Körper, den Interaktionen mit anderen, den dabei erlebten Affekten sowie der Fantasietätigkeit des Kindes. Die ganzheitlichen Erfahrungen des Kindes werden im innerpsychischen Raum in drei (zusammenhängenden, korrespondierenden) Repräsentationssystemen symbolisiert: den Selbstrepräsentanzen (diese beinhalten auch die Körperrepräsentanzen), den Objektrepräsentanzen und den Beziehungsrepräsentanzen. In der KBT wird der therapeutische Zugang vermehrt über das Körpererleben durch die Arbeit mit Körperrepräsentanzen hergestellt; die therapeutische Wirkung erstreckt sich aus dem zuvor Ausgeführten jedoch im Sinne allgemeiner Wirkfaktoren der Psychotherapie über die gesamten psychischen Repräsentanzen.

1.4 Empirische Wurzeln

Neben den bisher beschriebenen historischen, philosophischen und psychodynamischen Wurzeln bezieht sich die KBT auch auf Konzepte, die eine starke empirische Fundierung vorweisen. Das entwicklungspsychologische Werk Jean Piagets stellt den Zusammenhang zwischen der präverbalen kognitiven Entwicklung des Kindes und Entwicklungsmöglichkeiten im KBT-Angebot dar. Die Säuglingsforschung begründet in ihrer Entwicklungstheorie (ontogenetisch) die in der KBT-Praxis beachteten Phänomene von Intersubjektivität und Zwischenleiblichkeit. Schließlich stellt die neurobiologische Forschung die stoffliche Seite der gefühlten Erfahrung zur Verfügung und untermauert dadurch theoretisch die in der Praxis beobachteten Veränderungsprozesse bei Patient:innen.

1.4.1 Entwicklungspsychologie

Der Schweizer Entwicklungspsychologe **Jean Piaget** beschrieb in seinem Werk unter anderem die Entwicklung der kindlichen Intelligenz (1973) vom konkreten hin zum abstrakten Denken. Die erste Phase auf dem Weg der Intelligenzentwicklung nennt Piaget die Phase der sensomotorischen Intelligenz. Sie erstreckt sich über die ersten beiden Lebensjahre eines Kindes und bildet die Basis aller höheren kognitiven Prozesse. Für die KBT ist sie von besonderem Interesse, weshalb nun auf die **sechs Stufen der sensomotorischen Entwicklungsphase** eingegangen wird.

Die menschliche Grundausstattung an Reflexen (z. B. Greifreflex, Saugreflex) führt beim Baby zuerst zur ersten Koordination zwischen Reizen der Umwelt (etwas berührt die Handinnenseite des Babys) und den Reaktionen des Babys (greift zu), sodass sich erste Reiz-Reaktions-Schemata bilden. Unter **sensomotorischen Schemata** werden in diesem Zusammenhang miteinander koordinierte Sinneseindrücke (Hautberührung am Handteller, Muskelaktivierung/Schließbewegung der Hand) verstanden. Diese werden in der Folge zu Gewohnheiten. Später werden sie aktiv wiederholt und erste Formen von Intentionalität werden langsam erkennbar (etwas ergreifen wollen). Schließlich kommt es zur Kombination mehrerer Schemata zur Zielerreichung (Greifschema und Saugschema werden kombiniert, wenn das Baby etwas ergreift und zum Mund führt). Wenn mit etwa einem Lebensjahr das Verhaltensrepertoire breit entwickelt ist, tritt das Kind in die Phase des aktiven Experimentierens ein. Es geht mit den Dingen der äußeren Welt einmal so, einmal so und einmal ganz neu um und sammelt dadurch eine Menge neuer Erfahrungen (Gegenstände können ergriffen, festgehalten, gedrückt, balanciert und fallen gelassen werden).

Am Ende der sensomotorischen Phase steht die Möglichkeit des Kindes, durch „inneres Handeln“, also in der Vorstellung, Neues zu erfinden, ohne es zuvor ausprobiert zu haben. Diesen Stufenverlauf innerhalb der sensomotorischen Phase bei Kindern verstehen wir als eine Art Richtschnur der KBT-Arbeit. Es geht darum, Erwachsene an grundlegende sensomotorische Erfahrungen heranzuführen, und so Nachreifung auf allen Ebenen (körperlich, emotional und kognitiv) in Gang zu setzen. Denn in der frühkindlichen Entwicklung wurzeln alle Lernprozesse in den frühesten sensomotorischen Erfahrungen. Deren Speicherung bildet die Basis späterer Lernprozesse auf emotionaler und kognitiver Ebene. Dieser anthropologisch und entwicklungspsychologisch begründeten **Hierarchie von sensomotorischen, emotionalen und kognitiven Erfahrungen** folgen wir in der KBT-Arbeit: Wiederkehrend wird zu sensorischem Erleben angeregt und davon ausgehend ergeben sich emotionale und kognitive Veränderungsmöglichkeiten. Diese Abfolge und Wechselwirkung von sensorischen, emotionalen und kognitiven Schemata strich Sylvia Cserny in ihrer Lehrtätigkeit unter Bezugnahme auf Jean Piaget für die KBT besonders hervor.

Zu dieser Herausbildung von Schemata als Basis für höhere kognitive Prozesse beschrieb Piaget zwei miteinander in Wechselwirkung stehende Prozesse. Die beiden antagonistischen Kräfte von **Assimilation und Akkommodation** haben in dieser Phase ebenfalls große Bedeutung und wirken im Dienst der Adaption des Individuums an seine Umwelt lebenslang weiter. Unter Assimilation versteht Piaget die Anpassung der äußeren Welt an innere Strukturen, also die Aneignung der dinglichen Umwelt mithilfe der bestehenden Schemata. Akkommodation hingegen bezeichnet die Anpassung der bestehenden Schemata an die Umweltanforderungen, also die Differenzierung und **Bildung neuer Schemata**.

Dies sei am **Beispiel** eines zehn Monate alten Säuglings illustriert. Um Gegenstände von Interesse zu ergreifen, wendet das Baby folgendes Greifschema an: Die Hand öffnet sich, der Arm streckt sich in Richtung des Gegenstandes und bei Berührung mit dem Gegenstand schließt sich die Hand zur Faust. Sofern der Gegenstand auf der Handinnenseite spürbar bleibt, zieht sich der Arm zusammen Richtung Körper des Kindes. Während der Arm sich Richtung Gesicht bewegt, öffnen sich die Faust und der Mund des Babys gleichzeitig und das Baby beginnt am Gegenstand zu saugen. Mittels dieses Greifschemas kann das Baby erfolgreich eine Rassel, ein Handy oder einen Baustein erkunden. Der Säugling assimiliert die Gegenstände also und passt sie an seine bestehenden Strukturen an. Im nächsten Moment weckt jedoch ein großer Ball das Interesse des Säuglings. Dieser Ball ist zu groß, um durch das bestehende Greifschema erfasst zu werden. Er rollt dem Baby immer wieder weg, was es dazu veranlasst, das Schema zu modifizieren. Zum Beispiel könnte es sich näher auf den Ball zubewegen, um den Arm um den Ball zu legen und dann mit Zug in Richtung seines Körpers zuzugreifen. Viele Experimente werden schließlich dazu führen, dass das Baby eine neue Art, große Gegenstände wie den Ball zu ergreifen, entwickelt. Durch Akkommodation differenzieren sich also die inneren Strukturen beim Kind immer weiter aus. Unter dem Druck dieser beiden Prozesse sah Piaget kindliche Intelligenzentwicklung voranschreiten. Diese beiden Prozesse werden in der KBT ganz bewusst auch für Entwicklungsprozesse bei Erwachsenen genutzt. Alle Sinneserfahrungen (wie das achtsame Greifen im Zuge eines Angebots) führen uns Menschen immer wieder vor den Scheidepunkt von Assimilation und Akkommodation und setzen dadurch Entwicklung in Gang. Menschen können in der KBT-Praxis demnach ihr bestehendes Bewegungsrepertoire auf diverse Arten nutzen (Assimilation), aber auch erweitern (Akkommodation).

Darüber hinaus beschreibt Piaget innerhalb der sensomotorischen Phase die zentrale Entwicklungserrungenschaft der ***Objektpermanenz****. Diese Fähigkeit haben Kleinkinder, sobald sie begriffen haben, dass Objekte der Umwelt (oder auch Menschen) permanent existieren, also auch dann, wenn sie aus dem eigenen Sicht- bzw. Wahrnehmungsfeld verschwunden sind, und dieses Wissen auch ohne sinnliche Präsenz des Gegenübers als gefühlte Erinnerung abrufen können. Wichtige emotionale Veränderungen gehen mit diesem Entwicklungsschritt einher. Objektpermanenz spielt in der kindlichen Entwicklung damit unmittelbar in die oben skizzierten Prozesse von Verinnerlichung, Symbolisierung und die Bildung psychischer Repräsentanzen hinein.*

Piaget (1973) zeichnete detailliert nach, wie der Beginn des Denkens und Fühlens in den ersten leiblichen Erfahrungen mit der umgebenden Umwelt liegt. Der Körper ist in der frühen Kindheit somit wichtigster Referenzpunkt für den Austausch mit der Umwelt, das Erfassen von Regelhaftigkeit und den Nachbau der äußeren Welt in der inneren Vorstellungswelt.

Die sensomotorische Phase ist auch jener Zeitraum im Leben eines Kindes, in dem es normalerweise die wichtigsten Meilensteine in der Bewegungsentwicklung erreicht und zugleich die ersten zentralen Beziehungserfahrungen mit wichtigen Personen macht. Vom liegenden Säugling, der in Begleitung und mit Ermunterung der Eltern erst lernt, sich um die eigene Achse zu drehen, reift die motorische Entwicklung in vielen Etappen bis hin zum Kleinkind, das schließlich sitzen, sich fortbewegen, aufrichten, gehen und laufen kann. In der KBT formulieren wir Angebote entlang dieser Stufen der kindlichen Bewegungsentwicklung. Der eigene Körper, die eigene Lage (auch die Gefühlslage) und die aktuellen Möglichkeiten im Liegen, Sitzen, Krabbeln, Stehen, Gehen, Laufen und Springen können so im Angebot erfahren werden. Auch an den wichtigen sensomotorischen Übergängen wie dem Aufrichten, Aufsetzen, Aufstehen, Niederlassen und Hinlegen und den damit verbunden emotionalen Erfahrungen in Gegenwart und Vergangenheit wird im therapeutischen Prozess gearbeitet. Diese Zustände und Abläufe verstehen wir als menschliche Grunderfahrungen mit sich und anderen, die im individuellen leiblichen Erleben symbolisiert werden. Durch Angebote zu diesen Themen der Bewegungsentwicklung können Neusymbolisierungen gelingen und die Erlebensmöglichkeiten eines Menschen bereichert werden (siehe Kapitel 3.3).

1.4.2 Ergebnisse der Säuglingsforschung

In den Ergebnissen der modernen **Säuglingsforschung** rund um Daniel Stern verbindet sich schließlich psychoanalytisches Denken mit experimentellem Forschen. Stern (1992) beschreibt die menschliche Entwicklung als einen mit der Geburt beginnenden stetigen Differenzierungsprozess des Selbst. Im ständigen Fluss von Erleben und Wahrnehmen bildet sich dabei das Selbst über zeitlich aufeinanderfolgende **Schichten des Selbst-**

empfindens (auftauchendes Selbst, Kern-Selbst, subjektives Selbst, verbales Selbst, narratives Selbst).

Die hohe Bedeutung von **Intersubjektivität** tritt in der Phase des subjektiven Selbst in den Vordergrund und wird mithilfe des geteilten Gegenwartsmoments (Stern 2005) weit über die frühkindliche Entwicklung hinaus für alle späteren (auch psychotherapeutischen) Veränderungsprozesse hervorgekehrt. Denn die lebenslange Aufrechterhaltung des Selbsterlebens findet – wie überall – auch in der therapeutischen Begegnung statt. Vor allem die präverbalen Selbstempfindungen können in der KBT speziell angesprochen und erweitert werden: Angebote zur Selbstwahrnehmung (Kern-Selbst) sowie der leibliche Dialog (Kern-Andere) und das interaktionelle Handeln (Intersubjektivität, subjektives Selbst) ermöglichen intensives Erleben in diesen präverbalen Selbstschichten, was vertiefte und (strukturbildende) nachhaltige Veränderungen im Selbsterleben einleiten kann.

Weiters liefert die Säuglingsforschung über die Beschreibung der generalisierten Interaktionsrepräsentationen (**RIGs**; Representations of Interactions that have been Generalized/generalisierte Interaktionsrepräsentanzen) einen wichtigen Beitrag zum Verständnis der Bildung psychischer Struktur (siehe Kapitel 1.3.2). Dabei zeigt Stern, wie wiederholte Interaktionserfahrungen innerlich abgebildet und so zur Basis des Selbsterlebens werden. Babys erleben beispielweise in der Stillsituation mehrmals täglich eine bestimmte Abfolge von Wahrnehmungen, Bewegungen und Reaktionen im Außen, die meist ähnlich ablaufen. Daraus erkennt das Baby ein bestimmtes Muster, indem es das immer Gleiche dieser Situationen abstrahiert. Die Vorstellung, wie „das Stillen" grundsätzlich abläuft, bildet sich aus dem Durchschnittswert aller Stillepisoden und könnte in groben Zügen so beschrieben werden: Das Baby bekommt Hunger (Wahrnehmung von Missempfindungen) und wird unruhig (Suchbewegung, motorische Unruhe, Schreien). Die Mutter taucht auf und wendet sich dem Baby in meist ähnlicher Stimmlage, ähnlichem Tempo und mit ähnlichen Berührungen zu. Das Baby erlebt dies als ganzheitliche Erfahrung in immer leicht unterschiedlichen Varianten, an deren Ende es sich in einer bestimmten

Liegeposition wiederfindet, bevor es schließlich mit dem Mund an der Brustwarze zu saugen beginnen kann. Die warme Milch strömt ein und die Missempfindungen im Magen werden gelindert. Solche Skripts oder Schemata innerlich abzuspeichern, hilft dem Baby, die Welt zu verstehen, und über die Konstanz der Ereignisse entwickelt sich ein immer stärkeres Gefühl für das eigene Selbst. Denn es „wird jedesmal, wenn das Gedächtnis äußere Vorgänge wiedererkennt, nicht nur die Kontinuität der Außenwelt bestätigt, sondern auch die Kontinuität der inneren Wahrnehmungen oder Schemata“ (Stern 1992, S. 136). Es wird gezeigt, dass Säuglinge schon sehr früh die Fähigkeit besitzen, aus vielen ähnlichen Erfahrungen eine Art prototypische Erfahrung zu abstrahieren. Sozusagen über den Durchschnitt aller Erfahrungen werden Schemata von Interaktionen gebildet und diese Schemata prägen die Erwartungen des Kindes bezogen auf Personen und die Welt. Diese Abstraktionen (RIGs) werden im **Episoden-Gedächtnis** abgespeichert und beinhalten Wahrnehmungen, Affekte und Interaktionen. Diese Episoden vermitteln eine Art Gewissheit über sich und die Welt und stellen somit die Bausteine des Kern-Selbst dar. Langsam werden all diese Gewissheiten bzw. Gewohnheiten im Selbst-Empfinden in ein Selbst integriert, denn „das Selbst, das handelt, das Selbst, das fühlt, und das Selbst, das den eigenen Körper und dessen Handlungen auf seine ihm eigene Weise wahrnimmt – sie alle werden zusammengeführt“ (Stern 1992, S. 144).

Stern liefert mit diesem Modell einen wichtigen Baustein für das Verständnis von Übertragungsphänomenen. Außerdem betont er das wichtige Moment der Wiederholung von Erfahrungen für die Verinnerlichung äußerer Erfahrungen im inneren Raum. Denn aus je mehr Ereignissen eine solche Repräsentanz gespeist wird, desto stabiler ist sie. Daraus lässt sich ein wesentliches Argument für den Sinn und Wert von Wiederholungen und Variationen von KBT-Angeboten ableiten: Je öfter und in je mehr Variationen ein Mensch seinen Fuß begreift, desto stabiler steht die innere Repräsentanz des Fußes zur Verfügung und wird zur sichernden Hintergrunderfahrung des Selbsterlebens.

1.4.3 Neurobiologische Erklärungsansätze

Bezugnehmend auf die Forschungen von Kandel (1996), Damasio (1998, 2003) und Bauer (2002) setzte sich die KBT bereits mit dem Aufbau und der Funktionsweise des Gehirns und dessen Bedeutsamkeit für die KBT fruchtbar auseinander (Blunk 2006). Die Erkenntnisse der Neurobiologie stellen also keine Wurzeln der KBT als Methode dar, sondern legen vielmehr die Wirkweise ihres leiborientierten Vorgehens offen. Mithilfe neurobiologischen Wissens zum Aufbau des Gehirns sowie dessen neurochemischer Speicherungs- und Kommunikationswege kann also das Geschehen in der KBT im Gehirn des Menschen mehr und mehr nachgezeichnet und biologisch, in der Sprache des Gehirns, beschrieben werden. Paluselli (2016) verbindet die neurowissenschaftliche Theorie mit der Methode der KBT und zeigt dabei das eindrucksvolle Potenzial der KBT auf: Einerseits ermöglicht es das wahrnehmungs- und bewegungsorientierte Vorgehen, Zugang zu impliziten Gedächtnisstrukturen zu erlangen und somit Implizites vermehrt explizit (und damit bewusst psychotherapeutisch bearbeitbar) zu machen. Andererseits bewirkt das „Üben ohne Übung", (ein oft verwendeter Begriff in der methodischen Arbeitshaltung) in der KBT eine Rückbindung neu erprobter Verhaltensweisen an implizite Strukturen.

Das implizite Gedächtnis und das Unbewusste

Die Hirnforschung erweitert das psychoanalytische Begriffsverständnis des Unbewussten (z.B. verdrängte Wünsche, archaische Triebanteile) um all jene Inhalte, die aus unterschiedlichen Gründen die Bewusstseinsschwelle gar nicht überschreiten, sowie um „alle perzeptiven, kognitiven und emotionalen Prozesse, die im Gehirn des Fötus, des Säuglings und des Kleinkindes vor Ausreifung eines erinnerungsfähigen Langzeitgedächtnisses ablaufen" (Roth & Strüber 2018, S. 233). Das so verstandene Unbewusste erklärt, wieso der wahrnehmungs- und bewegungsorientierte Ansatz der KBT oft unmittelbar Zugang zu frühen (unbewussten) Erfahrungen ermöglicht.

Weiters wird die Wirkung der KBT durch die differenzierte Erforschung der unterschiedlichen Gedächtnissysteme untermauert. Das **explizite** (oder auch deklarative) **Gedächtnis** speichert Inhalte, die aktiv gelernt werden und dadurch auch aktiv abrufbar sind. Es wird als Wissensgedächtnis bezeichnet und ist dem sprachlichen Zugriff zugänglich. Das **implizite** (oder auch prozedurale) **Gedächtnis** hingegen beinhaltet unbewusste Erfahrungen, die explizit nicht erinnerbar, sondern nur in ihrem jeweiligen (perzeptiven, motorischen, affektiven) Kontext (eher als Anmutung, Ahnung, Atmosphäre oder „Bauch"-Gefühl) abrufbar sind.

Somit werden hier alle frühen sensomotorisch-affektiven Erfahrungen zuverlässig abgespeichert, ohne jedoch der bewussten Erinnerung direkt zur Verfügung zu stehen. Wenn wir von ***Leibgedächtnis*** *sprechen, beziehen wir uns also auf das implizite Gedächtnissystem. So wie viele Bewegungsabläufe als Automatismen funktionieren (wie etwa Gehen, Fahrradfahren, Stricken), unterliegen auch unsere affektiven Bewegungsmuster einer habituellen Reaktionsweise, welche im implizit-prozeduralen Gedächtnis verankert ist.*

Folgendes **Beispiel** soll dies veranschaulichen: Ein Mensch kann sich durch das offensive Interesse anderer Menschen („Jemand kommt auf mich zu") freuen, selbst neugierig werden und in Kontakt treten wollen. Jemand anderer reagiert eher mit einer defensiven Haltung auf Interesse und Zuwendung. Im KBT-Angebot könnten sich diese beiden unterschiedlichen Automatismen darin zeigen, dass die erste Person im Gehen im Raum Blickkontakt sucht, Annäherung aktiv herstellt etc., wohingegen die zweite Person ihre Geh-Wege so gestaltet, dass sie Momente der Annäherung gar nicht erst zustande kommen lässt, sondern frühzeitig ausweicht. Im Alltag sind beide Arten, sich durch die Welt zu bewegen, dazu geeignet, um von einem Ort zum anderen zu kommen. Im KBT-Raum hingegen wird dieses (für die Person typische) „normale Gehen" durch die konzentrative Haltung („Was erleben Sie, wenn sich der Abstand verringert?", „Wie fühlt es sich an, wenn Sie den Schritt zur Seite gehen?") aus ihrer Automatisierung herausgeschält, sozusagen einer genaueren Untersuchung der Phänomene im Moment des Erlebens zugeführt. Die Wahrnehmung der Person wird sowohl auf den motorischen als auch auf den emotionalen Bewegungsablauf gelenkt und alternative Handlungsweisen werden angeregt.

Dabei werden implizit abgespeicherte Erfahrungen aus dem Unbewussten („Wenn ich nicht ausweiche, könnte ich angerempelt oder gar überrollt werden") bewusst gemacht. Der bis dahin gekoppelte Zusammenhang zwischen einer inneren Vorstellung („Sich anzunähern birgt die Gefahr des Zusammenstoßes") und dem (unbewussten) äußeren Verhalten („Ich weiche automatisch aus, vermeide dadurch Kontakt") kann nun gelockert werden. Durch das Ausprobieren alternativer Bewegungsabläufe („Gehen Sie einmal Ihren Weg weiter. Wie ist es, wenn Sie nicht ausweichen?") kommt es zu neuen Erfahrungen („Wenn ich nicht ausweiche, sehen die anderen Menschen mehr von mir"), die durch die Versprachlichung auch als Information über sich selbst dem expliziten Gedächtnis zur Verfügung stehen. Die Erkenntnisse aus der frühkindlichen Entwicklung (siehe Kapitel 1.4.1) lassen vermuten, dass der Weg der KBT über das sensomotorische Erleben einen speziellen Wirkfaktor darstellt.

Die Beobachtungen in der Praxis bestätigen, dass Erkenntnisse verbunden mit sensomotorisch-affektivem Erleben im Therapieprozess verglichen mit Momenten der rein kognitiven Einsicht als besonders intensiv, unmittelbar und tiefgehend erlebt werden. Diese „leibliche Evidenz" ist Ausdruck einer Verbindung zum impliziten Gedächtnis, wodurch Menschen scheinbar ein besonderes Gefühl von Selbstbezug vermittelt wird.

Psychoneuronale Grundsysteme

Die aktuelle neurobiologische Forschung (Roth & Strüber 2018) versteht die menschliche Psyche, die Persönlichkeit sowie die Entstehung psychischer Erkrankungen als Folge eines sehr komplexen Zusammenspiels von **sechs psychoneuronalen Grundsystemen**. Dazu zählen die **Systeme der Stressverarbeitung**, des **Bindungsverhaltens**, der **Selbstberuhigung**, der **Impuls-**

kontrolle, das **Bewertungs- und Belohnungssystem** sowie das System des **Realitätssinns** und der **Risikowahrnehmung.** All diese Systeme unterliegen biochemischen Funktionsweisen. Ihre Aktivierung und Funktion basieren auf der Ausschüttung oder Hemmung von Botenstoffen wie Glutamat, GABA, Glycin (schnelle Neurotransmitter), Dopamin, Serotonin, Noradrenalin, Acetylcholin (Neuromodulatoren), Oxytocin, Vasopressin (Neuropeptide) und Cortisol (Neurohormon). Diese Vorgänge begleiten selbstverständlich auch das Geschehen in der KBT und spiegeln so Phänomene wie Beruhigung, Geborgenheitsgefühl, Angst oder Rückzug auf der Ebene neurochemischer Kommunikation wider. „Das Stressverarbeitungssystem und das Selbstberuhigungssystem spielen hierbei die wichtigste Rolle, da sie sich zuerst entwickeln und die Ausbildung der anderen Systeme beeinflussen." (Roth & Strüber 2018, S. 231) Gerade diese beiden Systeme können durch die konzentrative Haltung und die Fokussierung der Wahrnehmung auf besondere Weise angeregt und positiv unterstützt werden. Erlebt eine Person im Zuge eines Angebots das eigene Zur-Ruhe-Kommen, so ist dieses Erleben zwangsläufig vom entsprechenden neurochemischen Status begleitet.

Phänomenologisch formuliert: Kommt es im KBT-Angebot in einem dieser Systeme zu neuen Erfahrungen, lernt der ganze Mensch mit seinem Gehirn und in seinem neurochemischen Stoffwechsel dazu. Denn für eine nachhaltige Veränderung im Erleben oder Verhalten bedarf es einer großen Menge an Wiederholungen, was erklärt, warum psychotherapeutische Prozesse Zeit benötigen und ihre Wirkung weniger über Erkenntnisse als vielmehr über Erlebnisse entfalten.

Das wichtige Wiederholen wird zusätzlich gefördert, indem es – vor allem auf der sensomotorischen Erlebensebene – immer wieder zu sogenannten Aha-Erlebnissen des Erstaunens mit oft eindrücklichen Wahrnehmungsveränderung kommt, die einer Person ein hohes Maß an subjektiver Bedeutung vermitteln und daher nachhaltig spürbar bleiben.

Diese mit dem Körpererleben verbundenen Aha-Erlebnisse scheinen sich besonders gut im Gedächtnis zu verankern, da sie sowohl Informationen aus dem expliziten als auch aus dem impliziten Gedächtnis über sich selbst enthalten. Sie werden daher „Selbst-verständlicher" aus der Therapie „mitgenommen" und können sich erlebens- und handlungssteuernd im Leben von Patient:innen besser etablieren.

Durch die besondere Erfahrung wirkt das Erlebte nach, wird im Alltag fast „wie von selbst" wiederholt und dadurch im Reaktionsrepertoire der Person verfestigt. Solche Prozesse werden über die sogenannte Plastizität des Gehirns beschrieben, bei der (u. a.) soziale Erfahrungen im Gehirn neue Strukturen (Vernetzungen) schaffen und sich so in der Persönlichkeit niederschlagen. Nur so können sich aus neuen Erfahrungen bzw. Aha-Erlebnissen stabile hilfreiche Automatismen (Schemata) bilden, die einer Person auch in emotional schwierigen Situationen handlungsleitend zur Verfügung stehen.

Aufbauend auf diesen Zusammenhängen lassen sich seelische Leidenszustände und psychische Krankheitsbilder zunehmend hirnphysiologisch verstehen und beschreiben. Die im nächsten Kapitel dargestellten konfliktbedingten und strukturbedingten psychischen Störungen (siehe Kapitel 2.2.2, 2.2.3, 2.2.4) lassen sich tendenziell unterschiedlichen Hirnarealen zuordnen. Während die in Kapitel 2.2.2 angeführten Motivbündel der Konfliktachse nach OPD sich eher auf der mittleren und oberen limbischen Ebene finden, scheinen die in Kapitel 2.2.3 ausgeführten psychischen Fähigkeiten der OPD-Strukturachse eher in Bereichen der mittleren und unteren limbischen Ebene angesiedelt zu sein (Roth & Strüber 2018). Die zukünftige Erforschung dieser Zusammenhänge und deren Einbezug ins therapeutische Handeln könnten in die Weiterentwicklungen der KBT auf praxeologischer Ebene hilfreich einfließen.

1.5 Zusammenschau der theoretischen Grundlagen der KBT

Abschließend werden in Abbildung 8 die vorangegangenen Konzepte zusammengeführt und im Sinne eines KBT-Grundverständnisses des Menschen integriert dargestellt.

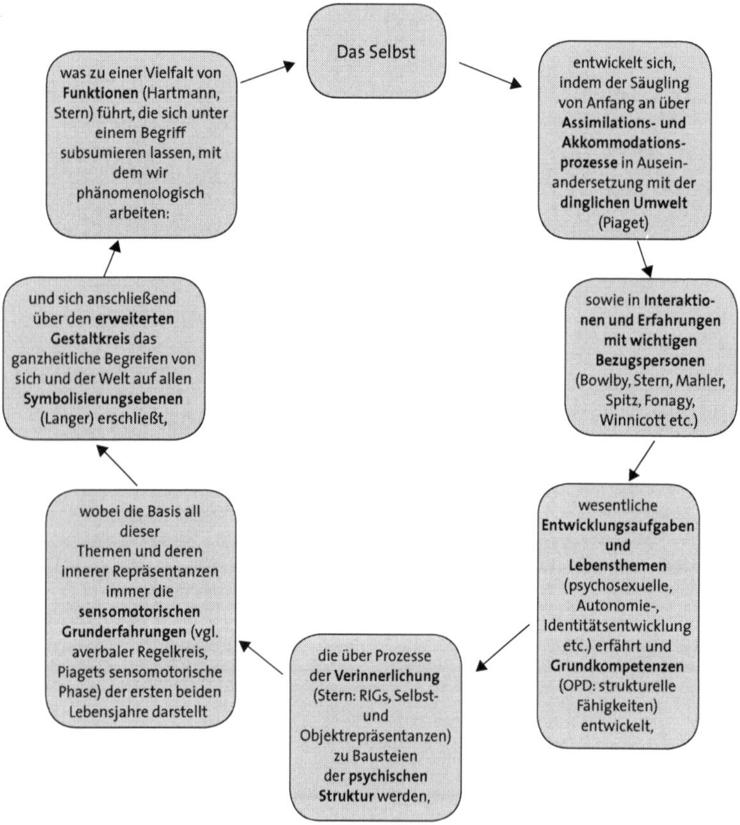

Abb. 8: Theoriebezüge der KBT in der Zusammenschau (Anders 2021)

2 Neuere Entwicklungen in der Konzentrativen Bewegungstherapie

Sandra Anders

Die im vorangegangenen Kapitel dargelegten theoretischen Grundlagen bilden Theorien ab, die das Menschenbild sowie das Gesundheits- und Krankheitsverständnis in der KBT prägen. Es handelt sich sozusagen um (Hinter-)Grundannahmen des therapeutischen Handelns. Darüber hinaus, also mehr im Vordergrund des therapeutischen Bewusstseins, gibt es anwendungsorientiertere Theoriebildungen, die das therapeutische Handeln expliziter leiten. Ein solches Theoriegebäude findet sich in der Operationalisierten Psychodynamischen Diagnostik (OPD), welche die Arbeit mit der KBT in den letzten Jahren theoretisch wie praktisch wesentlich bereicherte. Im Folgenden wird der Nutzen der OPD für die praktische Arbeit in der KBT ausführlich beschrieben, mit Beispielen aus der Praxis veranschaulicht und zu KBT-spezifischer Diagnostik in Bezug gesetzt. Weiters werden aktuelle Entwicklungen zu den Themen Bindung und Mentalisierung sowie deren Einbindung in die KBT-Praxis dargelegt. Zuvor wird jedoch der Weg der KBT sowie der aktuelle Standpunkt der KBT als psychotherapeutisches Verfahren in der österreichischen Psychotherapielandschaft kurz umrissen.

2.1 KBT in Österreich: Institutionalisierung, Ausbildung, Wissenschaft und Forschung

Im Jahr 1980 (drei Jahre nach der Vereinsgründung des Deutschen Arbeitskreises für Konzentrative Bewegungstherapie, DAKBT) wurde der Österreichische Arbeitskreis für Konzentrative Bewegungstherapie, ÖAKBT, begründet. Die Aktivitäten seiner Mitglieder mündeten 2001 in der Anerkennung der Konzentrativen Bewegungstherapie als eigenständiges, wissenschaftlich anerkanntes Psychotherapieverfahren durch das österreichische Bundesministerium für Gesundheit.

Innerhalb der österreichischen Einteilung ***psychotherapeutischer Verfahren in vier Cluster/Grundströmungen*** *wird* ***die KBT*** *ob ihres Menschenbildes, der Gesundheits- und Krankheitstheorie sowie der Berücksichtigung von Arbeit am Unbewussten, den Abwehrmechanismen, der Übertragung und Gegenübertragung sowie weiterer theoretischer Bezüge* ***dem psychodynamischen Cluster zugeordnet.***

Seither wird über diesen gemeinnützigen Verein die Ausbildung von Psychotherapeut:innen mit der in der Psychotherapeut:innenliste des Gesundheitsministeriums geführten Zusatzbezeichnung „Konzentrative Bewegungstherapie (KBT)“ angeboten, die Methode inhaltlich weiterentwickelt und in verschiedenen therapeutischen Institutionen und Settings weiterverbreitet. Zeitgleich formierte sich auf europäischer Ebene der Europäische Arbeitskreis für Konzentrative Bewegungstherapie (EAKBT), unter dem alle bestehenden nationalen KBT-Vereine ein Dach fanden. In den Jahren 2005 bis 2023 wurde in Österreich die Ausbildung im Rahmen einer Kooperation mit einer Weiterbildungsuniversität angeboten, sodass im Zuge der Ausbildung auch ein Master of Science (MSc)/Psychotherapie erlangt werden konnte.[5] Durch das rege Interesse seitens der Ausbildungskandidat:innen wuchs der ÖAKBT in den letzten beiden Jahrzehnten zu einem im österreichischen Kontext mittelgroßen fachspezifischen Ausbildungsverein an und zählt mittlerweile in etwa 110 Mitglieder. Dazu zählen neben dem Lehrkörper des ÖAKBT und den Ausbildungskandidat:innen auch die zertifizierten Kolleg:innen. Seit dem Jahr 2021 bilden die in die Liste des Bundesministeriums eingetragenen KBT-Therapeut:innen (aktuell über 130 praktizierende Personen) ca. ein Prozent aller in Österreich eingetragenen Psychotherapeut:innen. Diese Entwicklung spiegelt unter anderem das große Interesse von Ausbildungskandidat:innen an psychotherapeutischer Arbeit auf Basis des Körpererlebens wider.

---

5 In Folgewirkung zum neuen Universitätsgesetz wird derzeit an neuen universitären Kooperationen gearbeitet.

Der spezielle Zugang zum Körper erklärt, warum die KBT in vielen psychosomatischen Kliniken State of the Art ist und warum das Verfahren gerade bei jener Patient:innengruppe große Beliebtheit erfährt (Gathmann 1990). Doch neben der weit verbreiteten Gruppentätigkeit in psychosomatischen, psychiatrischen und Rehakliniken praktizieren sehr viele KBT-Therapeut:innen in freier Praxis und wenden sich dort der gesamten Palette psychischer Störungsbilder zu.

Durch die Auseinandersetzung mit den aktuellen wissenschaftlichen Diskursen gelang und gelingt die kontinuierliche Weiterentwicklung der Methode. So bietet der ÖAKBT seit dem Jahr 2020 ein vom Bundesministerium für Gesundheit anerkanntes Weiterbildungscurriculum für Säuglings-, Kleinkind- und Jugendlichenpsychotherapie an. Des Weiteren wurden jene Wissensgebiete, in welchen der Erkenntnisstand in den letzten Jahr(zehnt)en intensiv durch Psychotherapieforschung weiterentwickelt wurde (z.B. Trauma, Paare, Sexualität, Telearbeit, therapeutische Identität, Diagnosesysteme), auch aus KBT-methodologischer Sicht beforscht und beschrieben. Durch das Forum Wissenschaft und Forschung im ÖAKBT, den seit 20 Jahren jährlich stattfindenden Theorietag zu aktuellen wissenschaftlichen Fragestellungen, die regionalen Jour-fixe-Veranstaltungen über Österreich verteilt, das KBT-Zoom-Lab, die Arbeit in der Dokumentationsstelle, die Masterthesen und die KBT-Forschungswerkstatt ist eine rege Auseinandersetzung mit psychotherapeutisch-wissenschaftlichen Fragestellungen gegeben. Durch die KBT-Forschungstagung, die jährlich erscheinende KBT-Fachzeitschrift sowie die Beteiligung an großen wissenschaftlichen Studien[6] zeichnet sich die Konzentrative Bewegungstherapie als Methode in Bewegung aus. Diese Lebendigkeit gilt es über die durch das neue Psychotherapiegesetz anstehenden Veränderungen hinweg mitzunehmen in ein

6 SPRISTAD-Studie (Weltweite Längsschnittstudie zur Entwicklung von Psychotherapie-Kandidat:innen im Rahmen ihrer Ausbildung) POPP-Studie (Prozess und Outcome in psychotherapeutischen Praxen)

ordentliches Studium, eingepflegt in den Bologna-Prozess in Kooperation mit öffentlichen und privaten Universitäten.

2.2 Die Operationalisierte Psychodynamische Diagnostik (OPD) in der KBT

Der 1992 unter der Leitung von Gerd Rudolf (Rudolf 2006, 2010) gegründete Arbeitskreis zur Operationalisierten Psychodynamischen Diagnostik (OPD) entwickelte im Laufe der letzten drei Jahrzehnte ein differenziertes Instrumentarium zur diagnostischen Einschätzung und Beschreibung psychodynamischer Aspekte psychisch erkrankter Menschen und daraus folgend die Beschreibung hilfreicher theoriegeleiteter psychotherapeutischer Haltungen und Vorgangsweisen in der Psychotherapie. Das Ausbildungscurriculum der KBT orientiert sich bereits seit der Zulassung des Verfahrens am Grundverständnis der OPD.

Im Zuge der OPD-Diagnostik (in der aktuellen Fassung der OPD-3) werden auf vier psychodynamischen Achsen Einschätzungen getroffen, die sich zu einem diagnostischen Bild zusammenfügen. Achse 1 (*Psychische Störungen, Krankheitserleben und Behandlungsvoraussetzungen*) erfasst die syndromal-deskriptive(n) Diagnose(n) der Patient:innen, wie sie mittels der symptomorientierten Klassifikationsmanuale ICD und DSM beschrieben werden. Weiters bildet diese Achse das Krankheitserleben der Patient:innen sowie deren Behandlungsvoraussetzungen ab. Achse 2 (*Beziehung*) beschreibt das wiederkehrende/repetitive Verhalten einer Person in Beziehungen mit anderen Menschen, das in der Lebensrealität der Betroffenen zu einem andauernden dysfunktionalen/chronifizierten Beziehungsmuster führt. Auf Achse 3 (*Konflikt*) findet sich die Beschreibung der konflikthaften Anteile einer Person, die im Laufe der Entwicklung vom Kleinkind bis zur erwachsenen Person als Entwicklungsaufgabe durchlaufen werden und konflikthaft ablaufen können. Achse 4 (*Struktur*) komplettiert mit der Erfassung des Integrationsniveaus der psychischen Struktur die psychodynamische Sichtweise auf den Menschen.

In Gegensatz zu rein symptomorientierten (syndromal-deskriptiven) Diagnosemanualen wie der ICD oder dem DSM gelangt man in der OPD demnach über die rein phänomenologisch-**beschreibende diagnostische Einschätzung** hinaus durch Erfassung psychodynamischer Aspekte von Patient:innen zu einer **erklärenden Diagnostik**: Dabei wird neben Übertragungs-Gegenübertragungs-Prozessen das intrapsychische Konfliktgeschehen, die Struktur der Abwehrmechanismen und Krankheitsauslöser sowie die zugrunde liegende psychische Struktur erfasst und beurteilt. Die jeweilige Einschätzung führt zu einer psychodynamischen Diagnosestellung und darüber hinaus zu einer spezifischen **handlungsleitenden Diagnostik:** Dabei ermöglichen die Formulierung eines therapeutischen Fokus, der Behandlungsziele, der therapeutisch hilfreichen Haltung, der therapeutischen Schwerpunkte hilfreicher Interventionen u.v.m. die **theoriegeleitete Planung** (Wöller & Kruse 2018, S. 107 ff.), welche den **gesamten Therapieprozess** betrifft und eine fortlaufende Evaluation der Therapie fördert (Rudolf 2019, S. 81–109).

Durch die genaue Beschreibung der unterschiedlichen Achsen, insbesondere die Unterscheidung zwischen Struktur- und Konfliktpathologie und deren differentielle Implikationen für die Behandlung, brachte die OPD demnach die Erarbeitung von psychodynamisch begründeten und störungsorientierten Behandlungsmethoden (Strauß et al. 2021, S. 38) und Therapiekonzepten wie jenes der strukturbezogenen Psychotherapie (SP) ins Rollen (Rudolf 2019, 2020). Aufbauend auf den Grundzügen dieser diagnostisch beschreibenden, erklärenden und handlungsbegründenden Logik (Hochgerner 2021, S. 427 ff.) entstanden folgend wichtige therapieleitende Ansätze für die KBT-Praxis.

Für die diagnostische Arbeit mit der OPD 3 sei auf das Manual selbst (Arbeitskreis OPD 2023) sowie auf die dazu angebotenen Weiterbildungsmöglichkeiten zur OPD-Diagnostik verwiesen. Für die therapeutische Arbeit soll hier nun im Folgenden der Schwerpunkt auf Behandlungsimplikationen liegen. Konkret wird in kurzen Fallvignetten illustriert, wie Befunde auf den einzelnen Achsen in die KBT-Arbeit einfließen können. Achse 1, die unter anderem das gesamte Spektrum psychischer Störungen abbildet, wird dabei aus zweierlei Gründen ausgespart. Zum einen würde eine systematische Darstellung den Umfang sprengen, zum anderen wurde bereits andernorts auf störungsspezifisches Arbeiten mit der KBT ausführlich eingegangen (Bayerl 2006; Braun 2006; Breitenborn 2006; Eulenpesch 2006; Schmitz 2004, 2006, 2018; Gräff 2005; Hochgerner 2005a, 2007, 2015; Schreiber-Willnow 2016; Wessendorf 2019; Backmann 2021; Hofinger 2021 u.v.m.). Erstmals soll hier jedoch entlang der OPD-Achsen 2, 3 und 4 differenziert beschrieben werden, wie in der KBT mit Beziehung, Konflikt und Struktur gearbeitet wird.

2.2.1 Die Arbeit in und an der Beziehung in der KBT

> „Wir können unseren Leib nie als ganzes vor unseren Blick,
> vor unser Bewusstsein bringen; ein Teil von ihm
> bleibt immer ‚hinter' unserer Wahrnehmung,
> als Quell und Zentrum unserer Lebenserfahrung.
> Alles Fühlen, Wahrnehmen, Vorstellen, Denken und Tun
> vollzieht sich also auf der Basis eines *leiblichen Hintergrunds*,
> oder mit anderen Worten: Das Subjekt ist immer leiblich.
> … Zugleich ist der Leib das *Ensemble aller Fähigkeiten*
> *und Vermögen*, die uns zur Verfügung stehen."
> (Fuchs 2017, S. 98, Hervorhebung durch den Autor)

Diagnostisch geht es auf dieser Achse um die Erfassung des repetitiv-dysfunktionalen Beziehungsmusters und die präzise Formulierung der beziehungsdynamischen Hypothese. Unter dem Gesichtspunkt der therapeutischen Arbeit geht es auf dieser Achse vor allem um die Wahrnehmung von Übertragungs- und Gegenübertragungsphänomenen und deren Einbezug in den therapeutischen Prozess. Dies ist in der KBT vor dem Hintergrund ihrer psychodynamischen Orientierung immer schon fixer Bestandteil des Therapieprozesses (Pokorny, Hochgerner & Cserny 2001; Hochgerner 2005a; Cserny & Paluselli 2006). Allerdings wird durch die realen Interaktionen zwischen Therapeut:in und Patient:in weniger innerhalb der Übertragung als vielmehr an der Übertragung gearbeitet. Zur Illustration werden im Folgenden die beiden Konzepte kurz definitorisch umrissen und exemplarisch Einblicke in die Leibarbeit gegeben.

Übertragung *wird allgemein als unbewusste subjektive Bedeutungszuschreibung auf eine Person verstanden, die unter dem Einfluss der eigenen inneren Bilder gesehen wird. Dabei kommt es zu einer Wiederholung der Vergangenheit in der Gegenwart zum Preis einer Realitätsverzerrung (Herold & Weiß 2022; Bettighofer 2016).* ***Gegenübertragungsphänomene*** *lassen sich als mit der Übertragung von Patient:innen korrespondierende Prozesse (Ermann 2022) verstehen, also als Resonanz der Therapeut:in auf die Übertragung des Gegenübers. Noch weiter gefasst lässt sich Gegenübertragung als Reaktionen auf die Person und deren Übertragung beschreiben (Ermann 2000; Bettighofer 2016; Laplanche & Pontalis 1973). Die KBT arbeitet mit* ***Übertragungsphänomenen*** *und nutzt sie durch die Übersetzung auf die leibliche Ebene im Angebot.*

Zur Arbeit mit Übertragung schreibt Geuter (2019, S. 418): „Eine körperbezogene Arbeit mit der Übertragung setzt dann ein, wenn wir die Übertragungsgefühle körperkommunikativ im Handlungsdialog erkunden. Die besondere Möglichkeit einer solchen szenisch-dialogischen Arbeit besteht darin, psychisches Material prozessual zu aktivieren, das im therapeutischen Geschehen erst in Ansätzen in Erscheinung getreten ist."

Die Bildung einer Übertragungsneurose hingegen wird in der KBT als psychodynamisch-interaktionellem Psychotherapieverfahren nicht wie in einer klassischen Psychoanalyse aktiv (z.B. durch Abstinenz) hergestellt oder gefördert. Vor allem bei Patient:innen mit Erkrankungen aufgrund struktureller Störungen ist in der psychodynamisch orientierten Psychotherapie die Begrenzung von Übertragungen entscheidend (Wöller & Kruse 2010). Grundsätzlich stehen KBT-Therapeut:innen in Angeboten oft als

Realobjekt, also als reales Gegenüber, das sich zeigt, bewegt und handelt, zur Verfügung, was die Übertragungsbereitschaft per se begrenzt. Neben dieser Begrenzung erwähnt Becker (1997), dass das zwischenzeitliche Schließen der Augen während der KBT-Angebote andererseits Übertragung auch begünstigen kann. Außerdem erweitert Becker den psychoanalytischen Übertragungsbegriff für die KBT und schließt dabei auch die symbolbesetzte Nutzung der Umwelt (Gegenstände) mit ein.

Fallvignette aus der KBT-Praxis zur Übertragung

Eine Patientin unterbricht sich selbst im Sprechen und wendet sich direkt an die Therapeutin mit den Worten: „Ich rede da so vor mich hin aber Sie hören mir gar nicht zu, nehmen mich gar nicht wahr, kommt mir vor!“ Die Therapeutin erlebt sich selbst gerade als wach und aufmerksam bei der Patientin. Sie greift das aufgetauchte Übertragungsgefühl („Jemand, dem ich etwas von mir zeigen möchte, ist gar nicht interessiert an mir“) auf, indem sie ihr anbietet: „Lassen Sie uns ausprobieren, wie Sie meine Präsenz erleben/wie es Ihnen geht, wenn wir uns gegenseitig diesen Ball zuwerfen.“ Die Patientin ist skeptisch, möchte es aber ausprobieren. Zu Beginn wirkt sie entmutigt. Die Therapeutin hilft ihr, ins Spiel zu kommen. Auf Nachfrage der Therapeutin erlebt die Patientin diese im gemeinsamen Ballspiel dann deutlich anders, aufmerksam und auf sie bezogen, und sich selbst erlebt sie mit der Therapeutin gut in Kontakt. Die Patientin hat Freude am Spiel, ist aber gleichzeitig erstaunt und wird nachdenklich. Sie meint, so habe sie sich von ihrer Mutter nie beachtet gefühlt, da sei sie immer nebenhergelaufen. Im anschließenden Gespräch tauchen Kindheitsepisoden auf, entlang derer sich der therapeutische Prozess weiterentwickelt.

---

*Patient:innen können im **leiblichen Dialog** also ein Stückchen mehr dessen begreifen, wie die Therapeutin „leibhaftig“ ist und dadurch gleichzeitig eigene Anteile der Übertragungsaktivität erkennen. Dies führt zu einer Erweiterung des Selbstverständnisses und gleichzeitig zu einer Differenzierung der*

Objektbilder. Man könnte sagen, in der KBT wird mehr an der Übertragung als in der Übertragung gearbeitet. Nicht die Deutung der Übertragung, sondern die Übersetzung der Übertragungsphänomene ins Leibliche charakterisiert die KBT-Arbeitsweise.

Als **Gegenübertragungsphänomene** bezeichnen wir in der KBT die Summe aller Resonanzen der Therapeut:in im Kontakt mit der Patient:in. Dazu zählen neben den aktuell erlebten Gefühlen, den Fantasien über die Patient:in und den Einstellungen und Bewertungen ihr gegenüber vor allem die **leibliche Resonanz** der Therapeut:in. Gegenübertragung umfasst alle Phänomene, die die Therapeut:in an sich selbst und gegenüber ihrer Patient:in im Kontakt mit dieser erlebt. Die sensible Wahrnehmung und Arbeit mit der Gegenübertragung ist (neben dem therapeutischen Gespräch) vor allem in Leibdialogen hoch relevant. Fuchs (2022, S. 63) kehrt die Bedeutung der Dimension der **Zwischenleiblichkeit** für Diagnostik und Therapie hervor, wenn er schreibt: „Aus leibphänomenologischer Sicht ist der primäre Ort der intuitiven Erfahrung die Zwischenleiblichkeit – die verkörperte Begegnung zwischen zwei Menschen, mit den vielfältigen Phänomenen der nonverbalen Kommunikation, des leiblichen Ausdrucks und Verhaltens, der affektiven Resonanz und des atmosphärischen Kontakts." Gerade in nonverbalen Interaktionen werden **frühe psychische Repräsentanzen** aktiviert und damit der psychotherapeutischen Bearbeitung zugänglich. Diese „bedürfen der besonderen Aufmerksamkeit auf die eigenen Körperreaktionen in der Gegenübertragung der Therapeutin" (Scheepers-Assmus 2016, S. 78).

---

*Der Einbezug von **Gegenübertragungen** zählt also zu den methodenspezifischen Mitteln im therapeutischen KBT-Prozess und bestimmt das von Therapeut:innen formulierte Angebot wesentlich mit. Dementsprechend beschreibt Schreiber-Willnow (2016, S. 47) das KBT-Angebot als „eine **Bewegungsdeutung** der Therapeutin, die sie aus ihrer (körperlichen) Gegenübertragung entwickelt". An dieser Stelle wird deutlich, wie wichtig es für* *gelingende Prozesse ist, dass Therapeut:innen sich selbst „gut spüren und wahrnehmen" können und daher im Zuge der Ausbildung ein Schwerpunkt auf der vertieften Selbstwahrnehmung liegt.*

Fallvignette aus der KBT-Praxis zur Gegenübertragung
Während die Patientin ihre Lage schildern will, bemüht sich die Therapeutin darum, deren Thema bzw. Anliegen gut zu erfassen, scheitert aber mit all ihren Rückmeldungen dazu. Die Patientin meldet mehrmals hintereinander freundlich lächelnd zurück, dass sie nicht glaube, dass die Therapeutin genau verstehe, worum es ihr gehe. Die Therapeutin bemerkt einerseits Ärger und Ungeduld in sich aufsteigen, andererseits fühlt sie sich in ihrem Sessel wie von der Patientin zusammengeschnürt und gefangen. Sie nutzt dieses Empfinden und übersetzt das Gegenübertragungsgefühl in eine gemeinsame Szene. Dafür legt sie mit Seilen einen Kreis von ca. zwei Metern Durchmesser auf dem Boden und sagt zur Patientin: „Ich merke schon, wir kommen hier nicht so recht weiter, als hätten wir uns festgefahren. Mein Vorschlag ist, dass wir uns dem einmal gemeinsam stellen, und zwar innerhalb dieses Kreises." Als beide sich im Kreis eingefunden haben, spricht die Therapeutin die Selbstwahrnehmung der Patientin in dieser Situation an: „Was nehmen Sie nun von sich selbst wahr?" Die Patientin fühle sich wie gefangen, wolle aber auf keinen Fall aus dem Kreis heraus. Im **Handlungsdialog** können beide in Bewegung kommen, sich einander zu- und voneinander abwenden, an die Kreisgrenze gehen, auch einmal mit einem Bein heraussteigen. Die Patientin experimentiert damit, den Kreis enger und weiter zu schnüren, und kann ihre dabei entstehenden Ängste, aber auch Aggressionen benennen. Dadurch weitet sich ihr Experimentierraum wiederum, sodass sie auf die Idee kommt, die Therapeutin könne vielleicht einmal rausgehen, weil sie sie ja auch einfach wieder hereinholen könne. Die Patientin bringt von sich aus die Eingangsszene des Unverständnisses herein und meint: „Oft gehe ich eigentlich schon davon aus, dass man mich nicht versteht, und das

macht mich in Wahrheit sehr wütend, weil es bei meinem Mann auch immer so ist. Aber ich zeige diese Wut so gut wie nie."

Abschließend lässt sich die wahrnehmungs- und bewegungsorientierte Arbeitsweise der KBT mit Übertragung und Gegenübertragung methodenspezifisch folgendermaßen formulieren: KBT-Therapeut:innen nehmen als psychodynamisch orientierte Psychotherapeut:innen Übertragungs- und Gegenübertragungsphänomene sehr achtsam wahr, nutzen sie für die Generierung des Angebots und stellen so den Patient:innen auf leiblicher Ebene Raum für neue Erfahrungen im Hier und Jetzt zur Verfügung.

2.2.2 Die Arbeit an Konflikten und Entwicklungsaufgaben in der KBT

In der Beschreibung der **Konfliktachse** greift die OPD auf eine lange psychoanalytische Tradition der Konflikttheorie zurück und formuliert sieben mögliche Konflikte anhand von unterscheidbaren Themen. Diese Themen tauchen im Laufe der kindlichen Entwicklung nicht gleichzeitig, sondern in genau dieser Reihenfolge als **Entwicklungsschwerpunkte** und **Entwicklungsaufgaben** auf, sodass die Art des Konfliktes auch etwas über dessen lebensgeschichtlichen Ursprung erzählt. Daher wird von früheren und späteren (auch reiferen) Konflikten gesprochen. Jeder Konflikt kann in unterschiedlicher Ausprägung in Erscheinung treten: Je nachdem, welcher Pol des motivationalen Konfliktkontinuums konfliktbedingt überbetont wird, unterscheidet die OPD den aktiven und den passiven Modus der Konfliktbewältigung oder auch gemischte Formen. Als tiefenpsychologisch fundierte Methode beschäftigt sich die KBT schon seit Anbeginn mit der Arbeit an Konflikten und deren Bearbeitung stellt einen vertrauten Teil des therapeutischen Alltags dar. Hauptaufgabe der KBT-Therapeut:innen ist es dabei, das Konfliktthema auf die leibliche Ebene zu übersetzen und den Patient:innen Angebote zu machen, durch die sie beide Pole des Kontinuums erfassen, den Raum dazwischen explorieren und somit den starren Umgang mit dem Thema aufgeben können. Bei konfliktbedingten Störungen werden demnach die konflikthaften Anteile (psychische Repräsentanzen) über die Leibarbeit auch dort (im Körpererleben) aufgesucht und zur Bearbeitung gebracht. Im Folgenden werden die in der OPD differenzierten Konflikte kurz beschrieben und deren Bearbeitung in der KBT-Praxis exemplarisch illustriert.

Konflikt/Entwicklungsaufgabe Individuation versus Abhängigkeit

Für Menschen mit dieser Art von Konfliktspannung erlangt die Frage des Alleinsein-Könnens/Müssens bzw. In-Beziehung-sein-Könnens/Müssens existenzielle Bedeutung, so als ob diese beiden basalen menschlichen Motive nicht zu vereinbaren wären. Menschen mit konflikthafter Entwicklung in diesem Bereich empfinden demnach In-Beziehung-Sein und Eigenständig-Sein als absoluten Widerspruch, den sie zu lösen versuchen, indem sie zugunsten von Beziehung „um jeden Preis" ihre Eigenständigkeit völlig aufgeben (passiver Modus) oder die Eigenständigkeit in allen Lebensaspekten zum Preis fehlender stabiler, intimer Beziehungen ständig stark überbetonen (aktiver Modus). Die positive Bewältigung dieser Entwicklungsaufgabe ermöglicht das Erleben von Eigenständigkeit „im Wissen um die liebevolle Abhängigkeit" (Rudolf 2006) zu wichtigen anderen Menschen.

Fallvignette aus der KBT-Praxis

Eine 45-jährige Frau fühlt sich ihrem Ehemann nie richtig nahe, erlebt ihn als zu distanziert, worunter sie sehr leidet. Mit zunehmender Selbstständigkeit ihrer beiden Kinder (acht und zehn Jahre) häuft sich bei ihr der Eindruck, dass sie den Kindern gar nicht wichtig ist. Sie selbst zeigt sich sehr fürsorglich und auf ständiger Suche nach emotionaler Nähe und Einklang. Dafür stellt sie eigene Wünsche in den Hintergrund, in der (unbewussten) Hoffnung, durch eine starke Anpassung an die Bedürfnisse anderer Nähe zu erhalten. Von der Therapeutin angesprochene eigene Wünsche nach Abgrenzung und Unabhängigkeit wehrt die Patientin vehement ab.

Als Folge dieser „bedrängenden" Suche nach Nähe wird in der Gegenübertragung (ähnlich wie bei den geschilderten wichtigen anderen) für die Therapeutin der Impuls spürbar, sich abzuwenden, die Therapie zu beenden. Aufbauend auf ihren Überlegungen zur Gegenübertragung bietet die Therapeutin der Patientin an, dass sie beide sich über ihre Rücken annähern. Beide stehen dafür in drei Metern Abstand, voneinander weggedreht und bewegen sich langsam im Rückwärtsgehen aufeinander zu. In dieser Annäherung verschwindet bei der Patientin plötzlich die vordergründige Sehnsucht nach Nähe und die andere (abgewehrte) Seite des Konflikts taucht auf: Die Patientin ist verunsichert, sie habe sich das so nicht vorgestellt, wisse nicht, wie weit sie da jetzt noch gehen solle, etc. Die Therapeutin spiegelt diese Veränderung in der Motivlage der Patientin („Wenn wir uns näherkommen, tauchen auch Unsicherheiten und Bedenken bei Ihnen auf.") und ermutigt sie, bei ihrer Körperwahrnehmung zu bleiben („Was spüren Sie von Ihren Füßen am Boden? Wo führt der nächste Schritt hin, wenn Sie einfach Ihre Beine gehen lassen?"), bis die Patientin einen für sie passenden Abstand zur Therapeutin findet. Ihr Erstaunen darüber, wie weit sie nun voneinander entfernt sind, obwohl sie sich doch immer alle ganz nahe wünscht, kann sie als konstruktive Irritation mit nach Hause nehmen. In der nächsten Stunde möchte sie „beim letzten Mal weitermachen", was zu folgendem Angebot der Therapeutin führt: Im Abstand von 20 cm stellen sie sich Rücken an Rücken zueinander. In dieser Haltung hat die Patientin die Möglichkeit, ihre Eigenständigkeit (freies Stehen) ebenso wie ihr In-Beziehung-Sein (mit dem Rücken an die Therapeutin angelehnt) auszuprobieren. Die Therapeutin gibt dazu Anregungen: „Wie erleben Sie das Hinbewegen, wie das Ablösen? Wie kommen Sie vom einen ins andere und welche Varianten gibt es dabei? Gibt es ein gefühltes Verbunden- und Selbstständig-Stehen zugleich?" Diesmal ist die Patientin ganz dabei, auch mehr bei sich, und bemerkt am Ende: „Bei dem Anlehnen ist es mir schon ganz wichtig, dass ich auch wieder weggehen kann." Die Therapeutin versteht ihre Bedenken: „Ja, klar, das ist wichtig!" Im weiteren Therapieprozess entwickelt die Patientin mehr Selbstständigkeit und Abgrenzungsfähigkeit gegenüber ihrem Partner und kann phasenweise distanzierte Gefühle zu ihren Kindern besser tolerieren, was auf der anderen Seite häufiger als zuvor zu dem Gefühl von Verbundenheit und gutem In-Kontakt-Sein (mit sich und anderen) führt.

Konflikt/Entwicklungsaufgabe Unterwerfung versus Kontrolle

Diese Art von konflikthafter Entwicklung rankt sich um das zentrale Motiv der Dominanz. Im alltäglichen Sinn geht es dabei um die Fähigkeit von Menschen, sich anleiten zu lassen sowie auch andere anleiten zu können. In konflikthafter Ausformung zeigt sich der starke Drang, andere Menschen zu dominieren (aktiver Modus), oder auf der anderen Seite zeigen sich beständige Bemühungen, sich anderen unterzuordnen (passiver Modus). Die positive Bewältigung ermöglicht einen adäquaten, situationselastischen Umgang mit beiden Polen.

Fallvignette aus der KBT-Praxis

Ein 53-jähriger Patient, der aufgrund übermäßig starker Kontrollimpulse in seiner Partnerschaft regelmäßig in heftige Konflikte gerät, sucht zur Entlastung eine Therapeutin auf. Auch mit ihr entfaltet sich das Thema von Kontrolle innerhalb der therapeutischen Beziehung (Terminfindung, Deutungshoheit etc.). In der Leibarbeit zeigt sich seine konflikthafte Verstrickung auch bezüglich der Anleitung der Angebote, auf die er mit viel Widerstand und Abwertung reagiert. Die Therapeutin thematisiert dies vorsichtig („Sie erwarten sich von mir natürlich, dass ich Ihnen etwas Hilfreiches anbiete, aber gleichzeitig ist es vielleicht gar nicht so einfach, sich da auf etwas einzulassen, das ich vorgebe“), und so gelingt es langsam, mit dem Patienten in eine Haltung des gemeinsamen Nachdenkens auf Augenhöhe darüber zu gelangen, wie er ein Angebot annehmen könnte. Die Therapeutin lädt ihn dazu ein, sich von ihr mit einem Stab führen zu lassen und über sein Erleben währenddessen im Austausch zu bleiben.

Sie hält das Ende eines ca. 1,5 Meter langen Holzstabs in einer Hand, der Patient das andere Ende des Stabes. Während sie ihn – so mit ihm verbunden – durch den Raum führt, unterstützt sie ihn mit Fragen:

„Wie ist das nun für Sie?", „Können Sie es auch genießen, sich durch den Raum führen zu lassen?", „Was nehmen Sie körperlich wahr?" und „Welche Gedanken oder auch Impulse tauchen auf?". Nach einer Weile bietet die Therapeutin dem Patienten an, die Rollen auch einmal zu tauschen, sodass er die Therapeutin mithilfe des Stabes durch den Raum führen kann. Diese beiden kontrastierenden Erfahrungen bringen Patient und Therapeutin im anschließenden Gespräch mit aktuellen Partnerschaftsepisoden ähnlicher Qualität in Zusammenhang. So gelangt der Patient zu einem vertieften Verständnis seiner konflikthaften inneren Anteile, die ihn in äußere Konflikte stürzen.

Konflikt/Entwicklungsaufgabe Versorgung versus Autarkie

Zentrales Thema dieser Polarität ist der Umgang mit Versorgungs- und Geborgenheitswünschen innerhalb von Beziehungen. Dahinter steht einerseits die Frage, wie flexibel eine Person innerlich mit dem Gefühl, etwas von anderen zu brauchen, umgehen kann. Zum anderen spiegelt sich die orale Thematik auch im Umgang mit Situationen, in denen es darum geht, etwas von anderen zu bekommen. Menschen mit einer konflikthaften Verhärtung auf diesem Kontinuum stellen eigene Versorgungswünsche entweder massiv in den Vordergrund ihrer fordernden, anklammernden Beziehungsgestaltung (passiver Modus) oder wehren ihre diesbezüglichen Wünsche (beispielsweise über die verstärkte Versorgung anderer) selbstlos bis altruistisch vehement ab (aktiver Modus). Eine positive Bewältigung dieser Entwicklungsaufgabe ermöglicht ein „Geben und Nehmen" in Verbindung mit Wertschätzung und Dankbarkeit in einer Stärkung des gemeinsamen Beziehungserlebens.

Fallvignette aus der KBT-Praxis

Eine 21-jährige Patientin ist zur Behandlung ihrer Anorexie in Therapie. Nicht nur im Aufnehmen von Nahrung, sondern auch im Annehmen von Hilfestellungen zeigt sie grundsätzlich große Probleme. Ihr (scheinbar) fehlender Hunger auf die Welt führt zu starkem Untergewicht und in der Folge zu einem reduzierten körperlichen Allgemeinzustand. Die dadurch benötigte Hilfe bei der Alltagsbewältigung stellt

die Patientin und ihr Umfeld vor große Herausforderungen: Sie selbst ist ihrer Bedürftigkeit (und damit ihren Angehörigen) noch stärker ausgeliefert, was sie (um diesem bedrohlichen Gefühl zu entkommen) dazu veranlasst, noch weniger Unterstützung anzunehmen.
Die Therapeutin bereitet die Patientin darauf vor, die Augen zu schließen und sich darauf einzustellen, von ihr einen Gegenstand zu bekommen. Sie legt der Patientin einen mittelgroßen Stein mit unterschiedlicher Oberflächenbeschaffenheit (glatte, raue und spitze Seiten) in die Hände. Die Therapeutin spricht die Wahrnehmung der Patientin beim Warten, Erhalten, Halten und Zugreifen an. Schließlich leitet sie diese an, den Stein zu erkunden. Dabei liegt der Fokus auf der Suche nach den für die Patientin angenehmen Qualitäten des Steins („fest, allmählich wärmer, raue Struktur an der Unterseite"), einer passenden Art des Bei-sich-Habens („mit beiden Händen gut umschlossen nah am Körper gehalten") und danach, wo im Leben sie ähnliche Eigenschaften kennt. Mit der Festigkeit des Steins und auch mit dessen Erwärmung im Kontakt mit ihr assoziiert sie ihre Katze, die ihr ebenfalls eine große Stütze ist. Danach lädt die Therapeutin sie ein, sich selbst bei den Gegenständen umzusehen und daraus zu wählen, was sie im Moment alles für die Bewältigung ihrer Erkrankung gut brauchen könnte. In Variationen wird das Themengebiet über das Erhalten und Annehmen von hilfreichen Berührungen (die Therapeutin stabilisiert die Sprunggelenke der stehenden Patientin mit fest umschließenden Händen) und über gute Arten der Eigenberührung (die Patientin legt sich eine Hand über die Augen) weiterbearbeitet. Die auftauchenden Assoziationen führen zu einer steten Vertiefung der Themen „sich etwas nehmen", „etwas erhalten", „etwas annehmen" und „etwas verwerten", wodurch sich der Patientin zunehmend der Zusammenhang mit ihrer Essstörungssymptomatik erschließt.

Konflikt/Entwicklungsaufgabe Selbstwertkonflikt
Die bei allen Menschen erkennbaren Bemühungen, das Selbstwertgefühl in Balance zu halten, scheitern im Falle eines Selbstwertkonflikts. Entwe-

der sind Personen stark darauf fixiert, den eigenen Selbstwert übertrieben hervorzukehren, um dessen Einbruch abzuwehren (aktiver Modus), oder sie betonen den Wert anderer Menschen (Objektwert) übermäßig stark und leiden dadurch unter Schamgefühlen und herabgesetztem Selbstwertempfinden (passiver Modus). Eine positive Bewältigung dieser Aufgabe kann in der Etablierung eines stabilen Selbstgefühls und der Kompetenz zu hilfreichen Beziehungsaufnahmen mit einem realistischen Selbst- und Fremdbild münden, das ein situationsgerechtes Erleben der eigenen Persönlichkeit im Abgleich mit anderen Personen ermöglicht.

Fallvignette aus der KBT-Praxis

Eine 38-jährige Frau erlebt sich nach ihrer Kündigung aus betriebswirtschaftlichen Gründen in großer Verunsicherung, wie es für Sie weitergehen kann. Dahinter steht die Unsicherheit, ob sie überhaupt etwas kann, sodass sie trotz formal hoher Qualifikation und Berufserfahrung Bewerbungsprozesse meidet, was zu einer Verstärkung des Schamgefühls darüber führt, einfach nicht gut genug zu sein.

Dieses Schamgefühl greift die Therapeutin in einem Angebot wie folgt auf: Sie bietet der Patientin an, für alle ihre beruflichen Kompetenzen Gegenstände zusammenzutragen. Dieser Vorschlag macht die Patientin ratlos, sodass die Therapeutin sie auffordert, all jene Eigenschaften zu symbolisieren, die ehemalige Arbeitskolleg:innen an ihr geschätzt haben. Dem kann die Patientin zaghaft nachkommen und sie trägt in einer Ecke des Teppichs sieben Gegenstände zusammen, geht jedoch schnell auf Abstand dazu. Die Therapeutin leitet die Patientin dabei an, sich dem Teppich zu nähern, auch den freien Platz neben den Gegenständen einzunehmen, sich niederzulassen, die Gegenstände aufzunehmen, also mit ihren Fähigkeiten auf Tuchfühlung zu gehen. Mit der so zusammengetragenen Sammlung arbeiten Patientin und Therapeutin ausführlich weiter, setzen sich Stück für Stück damit auseinander. Die Therapeutin steht teilweise als Hilfs-Ich zur Verfügung, wenn es darum geht, den eigenen Wert realitätsgerecht einzuordnen und auch Stolz entwickeln zu können („Da haben Sie ja Beachtliches zusammengetragen!"). Auch die Therapeutin legt etwas dazu, das ihre Wahrnehmung der Patientin zum Ausdruck bringt: „Die Sanduhr soll ausdrücken, dass Sie zeitlich sehr strukturiert sind und den Überblick bewahren können. Und das Wollknäuel mit dem losen Fadenende steht dafür, dass Sie oft den roten Faden finden, auch wenn etwas komplex oder chaotisch ist, und Sie da Ausdauer haben." Dabei bezieht sich die Therapeutin auf bereits in früheren Stunden geschilderte Herausforderungen wie die Planung von großen Familienfeiern oder auch Pannensituationen im Urlaub. Schließlich legt sie eine Decke neben die Patientin und lädt sie ein, weitere Gegenstände unter die Decke zu stecken. Dabei soll es nun um Qualitäten gehen, die sie selbst bei sich wertschätzen kann. „Auch wenn Sie sich nicht ganz sicher sind, nehmen Sie lieber mehr als weniger!", ermutigt sie die Therapeutin und dreht sich währenddessen von der Patientin weg, „damit Sie ganz ungestört sind". Die Patientin nimmt sich Zeit, geht mehrere Runden im Raum, bleibt dran. Schließlich schiebt sie etwas unter die Decke und ruft: „Geschafft!" Sie sei sehr froh, etwas gefunden zu haben, aber herzeigen wolle sie es noch nicht. Die Therapeutin teilt die Freude über ihre „Entdeckung" und in den kommenden Stunden arbeiten die beiden gemeinsam am Ent-decken weiter.

Konflikt/Entwicklungsaufgabe Schuldkonflikt

Bei Schuldkonflikten zeigt sich der Umgang mit Gewissensfragen (im Sinne einer Über-Ich-Thematik) als zentral im inneren Erleben und oft einseitig zugespitzt: Im passiven Modus wird unverhältnismäßig stark und regelhaft die Schuld auf sich genommen, was zu belastenden Schuldgefühlen führt, während im aktiven Modus die Möglichkeit, Schuldgefühle zu empfinden und zu tolerieren, konflikthaft eingeschränkt ist und diese durch Fremdbeschuldigung abgewehrt werden. Die positive Bewältigung dieser Entwicklungsaufgabe stellt sich in der angemessenen Übernahme von Verantwortung für eigenes Handeln sowie in der Fähigkeit dar, den Eigenanteil verursachten Schadens in Interaktion mit wichtigen anderen anzuerkennen und einer angemessenen Ausgleichshandlung im Rahmen einer „Ent-schuldigung" zuzuführen bzw. unangemessene Zuschreibungen zurückzuweisen.

Fallvignette aus der KBT-Praxis

Eine 28-jährige Patientin mit repetitiv-dysfunktionaler Entwicklung von Schuldgefühlen im passiven Modus beschreibt zwar ihren älteren Bruder grundsätzlich als fordernd und bevormundend, sucht bei misslungenen Kontakten mit ihm jedoch die Schuld ausschließlich bei sich. Ähnliche Erfahrungen macht die Patientin im Freundeskreis und mit ihrer Partnerin. Aktuell spitzten sich die (nicht ausgetragenen) Konflikte mit dem Bruder in Folge einer gemeinsamen Erbschaft zu, was bei der Patientin zur Entwicklung einer depressiven Symptomatik führte. Die Patientin schildert ein kürzliches Zusammentreffen mit ihrem Bruder beim Notar, bei dem er sich ihr gegenüber geradezu angriffig gab, was bei ihr starke Schuldgefühle auslöste. Die Therapeutin übersetzt diese Begebenheit auf die leibliche Ebene: Zuerst im körpersprachlichen Dialog (die Therapeutin schaut fordernd, geht forsch auf die Patientin zu), dann im Kontakt über ein Seil, das beide halten (die Therapeutin zerrt daran, versucht, die Patientin über das Seil in Bewegung zu versetzen), wird unmittelbar die wiederkehrende depressive Verarbeitung der Patientin deutlich. Mit hängenden Schultern, entschuldigendem Blick und kraftloser Stimme sagt die Patientin: „Tut mir leid, ich kann damit leider nichts anfangen, ich bin da viel zu wenig spontan dafür, das ist sicherlich jetzt unangenehm für Sie." Durch die Ermutigung der Therapeutin, einfach nur achtsam die eigene Resonanz zu beobachten, kann die Patientin erste (hilfreiche) Impulse wahrnehmen und formulieren: „Am liebsten würde ich auch einfach einmal fest anziehen!" Diesem Impuls kann sie in der geschützten Atmosphäre gleich probehalber nachgehen und tatsächlich am Seil ziehen. Im anschließenden Austausch zum Erlebten liegt ein Schwerpunkt auf der Gegenüberstellung der ursprünglichen Fantasie der Patientin, wie es wäre, wenn sie ihrem Impuls nach- und ihn somit weitergibt, und ihrer tatsächlichen Erfahrung. Während zu Beginn des Angebots die Gedanken der Patientin hauptsächlich um das Befinden der Therapeutin kreisten, kommt durch die motorische Bewegung des Ziehens auch eine innere Bewegung in Gang: Die Wahrnehmung der Patientin bewegt sich weg von der Therapeutin hin zur Eigenwahrnehmung – der eigenen Kraft. Für die Patientin bedeutet dies eine wichtige korrigierende emotionale Erfahrung, die ihr schließlich dabei hilft, auch in Momenten sozialer Reibung „bei sich" zu bleiben.

Konflikt/Entwicklungsaufgabe ödipaler Konflikt
Das Bedürfnis, sich in der eigenen psychosexuellen Identität zu erleben, zu zeigen und dafür Anerkennung zu erfahren, stellt den Kern der ödipalen Thematik dar. Menschen im passiven Modus der Konfliktverarbeitung sind stark darum bemüht, das Thema von Geschlechtlichkeit und Rivalität zu umgehen, indem sie ihm grundsätzlich wenig Platz in ihrem Leben einräumen und eigene Impulse diesbezüglich stark in den Hintergrund drängen. Ganz anders verhält es sich im aktiven Modus, in dem die Betroffenen es forcieren, sich selbst (vor allem in der eigenen Geschlechtlichkeit durch geschlechtsspezifische bzw. geschlechterstereotype Attribute) zu zeigen, was sich in einer großen Lust an Provokation und Rivalität um Anerkennung äußert. Die Bewältigung dieser Aufgabe drückt sich in einem genussvollen und gleichzeitig ungezwungenen Erleben und Verhalten in den Bereichen Erotik, Sexualität, Aufmerksamkeit und Rivalität aus.

Fallvignette aus der KBT-Praxis
Eine 45-jährige Patientin, deren heterosexuelle Partnerschaften sich vorrangig um das Thema des Begehrt-Werdens drehen, sucht nach dem Tod des eigenen stark libidinös besetzten Vaters Unterstützung in der Psychotherapie. Die Suche nach dem würdigenden Blick des Vaters beeinflusste bisher stark ihre Liebesbeziehungen und führte immer wieder zu Dreieckskonstellationen, in denen die Patientin diese für sie so wichtige Anerkennung bei anderen Männern suchte. Der Tod des Vaters zerstörte in der Patientin die (unbewusste) Hoffnung auf Erfüllung dieser ödipalen Sehnsucht und führte zu einer symptomatischen Belastungsreaktion. Im Auftreten zeigt sich die Patientin der Therapeutin gegenüber auffallend sanft, gewinnend und umwerbend. Ein unkonventioneller Kleidungs- und Sprachstil sowie sehr anmutige

Bewegungen betonen die Sinnlichkeit der Patientin und verleihen ihr einen besonderen Glanz.
Im Gehen durch den Raum sticht der Therapeutin das anmutige Gangbild der Patientin ins Auge, was sie dazu veranlasst, diese an diverse Qualitäten des Gehens heranzuführen. „Wo im Körper entsteht die Stärke, wo der Schwung und die Geschmeidigkeit? Wo spüren Sie Kraft, Wendigkeit oder auch Lust an der Bewegung? Wie können Sie Ihr Gehen variieren oder wie kann es auch einmal ganz anders gehen?“ Die Patientin wird eingeladen, sich mal auf leisen Füßen ganz unauffällig, dann wieder zärtlich-tänzelnd oder ausladend und raumfordernd sowie festen Schrittes und ge(h)wichtig durch den Raum zu bewegen. Die Therapeutin fragt an verschiedenen Stellen nach: „Was davon ist Ihnen vertraut? Was ist eine neue Bewegungserfahrung? Und wie erleben Sie dabei meine begleitenden Blicke?“, wodurch die Erfahrungen der Patientin differenziert werden. Allmählich wird der Patientin die hohe Bedeutung der Bewertung durch andere bewusst und dass sich hinter ihrer sanften Selbstdarstellung zurückgehaltene Rivalität (vor allem mit Frauen) verbirgt. Das Herantasten an Formen offenen Rivalisierens bringt sie in Kontakt mit väterlichen Anteilen, die sie nun selbst leben kann, anstatt sie bei Männern zu suchen, was ihr wiederum dabei behilflich ist, den Verlust des Vaters zu überwinden.

Konflikt/Entwicklungsaufgabe Identitätskonflikt

Bei Identitätskonflikten führen widersprüchliche Selbstrepräsentanzen – also Teilbilder von sich selbst – zu innerer Konfliktspannung. Besonders hingewiesen wird in der OPD an dieser Stelle auch auf dissonante Körperbild-Identitäten. Im aktiven Modus der Konfliktverarbeitung weichen Menschen dieser inneren Dissonanz unterschiedlicher Selbstrepräsentanzen tendenziell aus, indem sie ihr kompensatorische Anstrengungen entgegenhalten, die eigene Identität zu definieren bzw. zu konstruieren. Im passiven Modus wiederum herrscht chronischer Identitätsmangel vor und auf die Frage nach der eigenen Identität wird keine eindeutige Antwort gefunden. Wird diese Entwicklungsaufgabe gelungen bewältigt, können

Menschen an Lebensübergängen neue Identitätsaspekte tolerieren und flexibel integrieren.

Fallvignette aus der KBT-Praxis
Ohne Vater aufgewachsen, übernimmt ein (mittlerweile 39-jähriger) Mann seit seiner Jugend die Rolle des Beschützers für seine drei Schwestern, schützt diese später auch real vor übergriffigen Partnern. Acht Monate nach der Geburt von Zwillingen sind der Patient und seine Partnerin noch nicht wieder sexuell aktiv geworden, was den Patienten stark belastet und gleichzeitig in einen Konflikt versetzt: Zeigt er sein Begehren offen, empfindet er selbst sich als zu fordernd, ja übergriffig. Zeigt er sich jedoch nicht initiativ, verunsichert ihn das in seinem männlichen Selbstverständnis. Aufgrund des Konfliktes dieser beiden Selbstanteile (potenter Mann, fürsorglicher Beschützer) reagiert der Patient depressiv und zieht sich (und sein sexuelles Begehren) zurück. Die Therapeutin lässt den Patienten sowohl für seine beschützende als auch seine begehrende Seite einen Gegenstand wählen und weit voneinander entfernt im Raum positionieren. Nun kann der Patient sich ganz auf die eine, dann ganz auf die andere Seite stellen. Schließlich kann er sich in den Raum dazwischen hineinbewegen und ausgehend vom Entweder-oder zum Sowohl-als-auch gelangen.

In der KBT erlaubt der psychodynamische Blick auf den Menschen zwar immer wieder ein Denken entlang von Störung und Konflikthaftem (wie in der Triebtheorie zentral), er stellt jedoch **die Entwicklung des Selbst** in der Bewältigung von **Entwicklungsaufgaben** in den Vordergrund therapeutischen Handelns. Die Förderung der Ich-Funktionen als Ausdruck der Selbstfürsorge und Entwicklung des Selbst ist wesentlicher Teil des KBT-Selbstverständnisses und findet durch die leiborientierte Herangehensweise einen großen Spielraum eröffnet, von dem neben Patient:innen mit konfliktbedingten Störungen auch Patient:innen mit strukturellen Beeinträchtigungen sowie Menschen im gesunden Bereich mit dem Wunsch nach Selbstentwicklung und Selbsterweiterung in hohem Maße profitieren.

2.2.3 Die Arbeit an der psychischen Struktur in der KBT

Anders als bei konfliktbedingten Störungen, in deren Rahmen sich ein frühes Thema (mit speziellem Inhalt) erneut zuspitzt und zur Symptombildung führt, bewirken bei strukturellen Störungen im Aufwachsen überwiegend defizitär entwickelte psychische Funktionen Probleme mit sich und der Welt, die in krankheitswertigen Symptomen ihren Niederschlag finden können. Die psychische Struktur setzt sich aus Fähigkeiten auf den fünf Ebenen Wahrnehmung, Steuerung, Abwehr, Kommunikation und Bindung zusammen und wird als das Zusammenspiel dieser psychischen Funktionen verstanden, die den Bezug zu sich selbst sowie zu anderen Menschen regeln, also das „Funktionieren" der Psyche sicherstellen. Diese strukturellen Funktionen bilden sich im Laufe der ersten Lebensjahre auf der Basis des Selbsterlebens und des Beziehungserlebens, weshalb sie auch in Nachreifungsprozessen auf diesen beiden Ebenen gut angesprochen werden können.

Die **Evidenz der Strukturachse** wird zunehmend mittels empirischer Belege abgesichert. Unter Bezugnahme auf Studien zu Reliabilität und Validität weist Rudolf (2020, S. 174; Doering & Hörz 2012) die Ergebnisse empirischer Untersuchungen „bezogen auf die OPD-basierte Diagnostik des Strukturniveaus als Beleg für die Gütekriterien dieses diagnostischen Instruments" aus. In psychotherapeutischen Prozessen ist die diagnostische Beachtung und gegebenenfalls die Stärkung von strukturellen Fähigkeiten daher von zentraler Bedeutung für den Therapieerfolg. Die strukturbezogene Psychotherapie (SP) gibt dazu reichlich **Anleitung für die jeweils hilfreiche Qualität der therapeutischen Beziehung,** das therapeutische Gespräch und die Interventionsmöglichkeiten im sprachlichen Bereich (Rudolf 2020). Erweitert wurde die OPD-Diagnostik durch ein Manual zur klinischen Evaluation des Körpererlebens mittels einer Körperbildliste (Küchenhoff & Agarwalla 2012). In der Zusammenarbeit mit der OPD-Gruppe rund um Küchenhoff entwickelte die Diagnostik-Arbeitsgruppe des ÖAKBT und DAKBT die Grundzüge einer **auf Körperphänomenen beruhenden, KBT-spezifischen Diagnostik** (Scheepers-Assmus et al. 2016), die in aktuellen Publikationen in ihrer Praxisverschränkung dargestellt wird (Stippler-Korp 2022, 2023). Die in der Körperbildliste operationalisierte Begrifflichkeit zum Körpererleben bildet ein Alleinstellungsmerkmal gegenüber allen spekulativen Formen von „Körperdiagnostik", im Bemühen, eine aussagekräftige psychische Diagnostik auf dem Hintergrund körperphänomenalen, subjektiven Erlebens zu entwickeln.

Aufbauend auf den diagnostischen Überlegungen finden sich in der OPD-Strukturachse auch wichtige Hinweise für das psychotherapeutische Vorgehen selbst. Das Körpererleben als Zentrum der Leibarbeit in der KBT bietet diesbezüglich natürliche Anknüpfungspunkte für den Aufbau der strukturellen Fähigkeiten. Kathinka Kintrup (2015) arbeitete ausführlich die praktischen Möglichkeiten der strukturellen Nachreifung auf den vier strukturellen Dimensionen (in der OPD-2) innerhalb der KBT aus. Angelehnt an ihre Darstellung folgt nun eine kurze Beschreibung der aktuell fünf strukturellen Ebenen und die Herausarbeitung möglicher therapeutischer Angebote entlang des wahrnehmungs- und bewegungsorientierten Vorgehens der KBT.

Wahrnehmung

Wahrnehmung als kognitive Fähigkeit beschreibt in der OPD, wie differenziert und ganzheitlich ein Mensch seelische Zustände (vor allem Affekte) bei sich und anderen wahrnehmen kann, wie gut dadurch konstante innere Bilder von sich (Identität) und den anderen (realistische Objektwahrnehmung) entworfen werden können und wie die Möglichkeit zur klaren Unterscheidung zwischen sich selbst und anderen Menschen im Sinne der Selbst-Objekt-Differenzierung zur Verfügung steht.

Die KBT bietet für die Verbesserung dieser Fähigkeiten ein unbegrenzt erscheinendes Spektrum an Möglichkeiten: In jedem Angebot des konzentrativen Begreifens der Beschaffenheit eines Gegenstandes, „wie er ist" (in Größe und Gewicht, Form, Oberfläche, Temperatur etc.) und „wie er für mich ist" (angenehm weich, unerwartet leicht, spannend spitz, beruhigend schwer etc.), erhalte ich Informationen zum Objekt (Gegenstand) sowie zur subjektiven Gestimmtheit meiner selbst und erweitere gleichzeitig meine Fähigkeiten der Wahrnehmung. Zugleich bietet auch die Wahrnehmung des eigenen Körpers über strukturierte Körperarbeit einen weiten Erfahrungsraum und dadurch viele Entwicklungsmöglichkeiten: Durch die strukturierte Wahrnehmung des Körpers entlang der Körpergrenzen, durch die Differenzierung der darunterliegenden Strukturen sowie durch die gleichzeitige Wahrnehmung des jeweiligen emotionalen Erlebens entsteht bzw. verdichtet sich das innere Bild von sich selbst – im physischen Spüren sowie im damit verbundenen emotionalen Fühlen. Die konkret und real fassbare innere und äußere körperliche Struktur (Haut, Bindegewebe, Muskulatur, Knochen etc.) wird zum Ort der Resonanz des psychischen Binnenraumes.

Steuerung

Auf der regulativen Ebene geht es darum, wie gut eine Person eigene Affekte tolerieren, ihre Impulse steuern und dadurch sich selbst und die Beziehungen zu anderen hilfreich und positiv gestalten sowie vor Destruktivität schützen kann. Die Regulationsfähigkeit umfasst weiters die Möglichkeiten der Selbstwertstabilisierung unter Druck sowie die Fähigkeit, das eigene und das Verhalten anderer Menschen hilfreich und vorausschauend zu antizipieren.

Im Umgang mit Impulsen bietet die KBT in zweierlei Hinsicht strukturelle Entwicklungsmöglichkeiten: Zum einen wird durch das Ansprechen der Leibwahrnehmung („Wo im Körper spüren Sie das genau?", „Wie geht die Bewegung weiter, wenn Sie sie einfach kommen lassen?") auch die Wahrnehmung von aufkommenden Impulsen gefördert, was vor allem für Patient:innen mit Übersteuerungsproblematik (zu starke Kontrolle von Affekten und emotionalem Ausdruck) hilfreich ist. Zum anderen können Patient:innen mit mangelnder Impulskontrolle auf leiblicher Ebene üben, sich von destruktiven Impulsen zu distanzieren („Wenn dieser Igelball Ihre Wut darstellt, wie ist es, wenn Sie ein Stück davon abrücken und einen großen Schritt zurück machen?"). Angebote zur Regulation von Nähe und Distanz können Patient:innen in der KBT über die konkrete räumliche Distanzierung (wegdrehen, weggehen) und Annäherung (hinwenden, zugehen) erfahren. Dabei kann die passende Distanz zur Therapeut:in oder auch zu einem durch Gegenstände symbolisierten eigenen Gefühl, einer belastenden Erinnerung, einem bedrohlichen Menschen oder einem schwierigen Selbstanteil erprobt werden. Die psychische Fähigkeit, innere Distanz herzustellen, wird dabei durch die reale äußere Erfahrung, sich distanzieren zu können, gestärkt. Auch die Spannungsregulation wird mittels Angeboten zur Dosierung von Kraft („Drücken Sie den Ball ein bisschen, ein bisschen fester, ganz fest und nehmen Sie schrittweise wieder die Spannung raus. Was spüren Sie dabei von sich?") konkret und unmittelbar erfahrbar. Die wiederholte Einübung von Impulswahrnehmung, Annäherungs- und Distanzierungsmöglichkeiten sowie die verbesserte Fähigkeit, sich abzugrenzen, weiten den psychischen Binnenraum und fördern einerseits die Mentalisierungsfähigkeit als Vermögen, über sich und andere gefühlshaft nachzudenken, und andererseits Symbolisierungsprozesse zur besseren Regulation aktueller Situationen.

Abwehr

Psychische Abwehrprozesse stellen ein komplexes Funktionsmuster dar und dienen der Stabilisierung des Selbsterlebens. Die Abwehr wurde erst in der aktuell jüngsten Fassung der OPD als eigene Dimension der Strukturachse hinzugefügt.[7] Hier wird beschrieben, wie sehr jemand psychische Konfliktspannung mittels intrapsychischer Abwehr (in sich) regulieren kann, beziehungsweise wie regelmäßig interpersonelle Abwehr im zwischenmenschlichen Bereich zum Tragen kommt. Die Art der eingesetzten Abwehrmechanismen wie z.B. Sublimierung, Verdrängung, Intellektualisierung, Spaltung, Projektion (König 2007) eines Menschen stellt ein weiteres strukturelles Merkmal dar. Daraus lässt sich als wichtiges diagnostisches Instrument und Handlungshinweis für die therapeutische Arbeit ableiten, wie umfassend und klar die Realität wahrgenommen oder

7 Im Gegensatz zu den anderen vier strukturellen Ebenen handelt es sich dabei um eine strukturelle Dimension, bei der nicht zwischen selbst- und objektgerichteten Fähigkeiten unterschieden wird. Vielmehr umfasst die Abwehr in all ihren Facetten gleichzeitig den Bereich des Selbst und jenen der Objekte.

wie stark die soziale Realität zugunsten innerer Stabilität (Minderung der Spannung, die wahrgenommen werden müsste) verzerrt wird. Schließlich zeigt sich in dieser Strukturdimension auch, wie umfassend einer Person Erlebensmöglichkeiten mit positiven, gemischten und auch negativen Gefühlstönungen zur Verfügung stehen beziehungsweise ob einzelne Erlebensmöglichkeiten im Dienst der Abwehr ausgeblendet werden müssen.

Einfach erkennbar ist, dass im KBT-Angebot die Erlebensmöglichkeiten vielfältig angeregt und geweitet werden können. So können einzelne Sinneskanäle zielgerichtet angesprochen werden, indem andere für kurze Zeit in den Hintergrund gerückt werden („Lassen Sie die Augen zugehen und machen Sie sich ein inneres Bild von dem Gegenstand mithilfe Ihres Tastsinns“, „Wenn wir beide jetzt einmal versuchen, ohne Worte über dieses Seil zu kommunizieren, welcher Dialog entwickelt sich da, was können Sie durch das Seil zum Ausdruck bringen ... was kommt von Ihnen und welche Eindrücke gewinnen Sie ... was erleben Sie, was kommt von mir als Ihr Gegenüber?“). Durch die Anregung unterschiedlichen Erlebens ein und desselben Körperbereichs werden vielfältige Eindrücke gesammelt und der integrierenden Bearbeitung auf körperlicher, sprachlicher und auf der Ebene der gemeinsam erlebten Szene zugänglich gemacht („Wie erleben Sie die Körpergrenzen Ihres Arms, wenn Sie ihn mit dem Ball abrollen? Wie erleben Sie Ihren Arm, wenn ich ihn umfasse? Wie erleben Sie Ihren Arm, wenn Sie ihn selbst bewegen? Wie erleben Sie gerade unsere Verbindung?“). Auch Klärungsprozesse zwischen intrapsychischem oder interpersonellem Geschehen können in KBT-Angeboten durch Erfahrungen von innen und außen angeregt werden.

Kommunikation

Die Ebene der Kommunikation beschreibt zum einen Möglichkeiten, mit sich selbst in lebendigen Kontakt zu treten (Affekte erleben, Fantasien entwerfen, innere Dialoge führen können etc.). „Bedeutsam ist dabei auch das emotionale Erleben der eigenen Körperlichkeit (nicht des Körpers als Objekt, sondern des subjektiven Erlebens der eigenen Leiblichkeit und körperlichen Lebendigkeit).“ (Arbeitskreis OPD 2009, S. 266) Zum anderen werden emotional-kommunikative Fähigkeiten im zwischenmenschlichen Bereich beschrieben, mit deren Hilfe Kontaktaufnahme, Austausch und Verständigung passieren (im Kontakt mit anderen Menschen Affekte entstehen lassen und diese ausdrücken können, sich in andere Menschen einfühlen und sie verstehen können sowie sich von deren Affekten erreichen lassen).

Die Entwicklung all dieser Fähigkeiten ist Teil vieler KBT-Angebote: Das Ansprechen des Leiberlebens beispielweise stellt einen wichtigen Wegweiser zum Verständnis eigener Affekte dar („Wenn Sie das erzählen und sagen, Sie haben sich sehr geärgert, was nehmen Sie dabei körperlich von sich wahr?“). Weiters regt die Kontrastierung von inneren Vorstellungen („Meine Arme sind immer schon zu dünn und schwächlich“) und realen Erfahrungen („Jetzt, nach dem Abklopfen der Arme, erscheinen sie mir recht proportional und irgendwie stark und aktiv!“) sowohl die Funktionslust im körperlichen Erleben als auch die Lust an innerer Kommunikation an: Alle Angebote zur Vitalisierung des Leiberlebens unterstützen den lebendigen Kontakt mit sich selbst. Ebenso werden bei der Arbeit mit Gegenständen die Fähigkeit zur affektiven Besetzung („Suchen Sie sich einen Gegenstand für diese gute Freundin“) und der affektive Ausdruck („Gehen Sie mit der Decke einmal ganz liebevoll und dann ganz ruppig und ärgerlich etc. um!“) gefördert. Und schließlich wird immer dort, wo Patient:innen (miteinander oder mit der Therapeut:in) in Körperdialog treten, die individuelle Fähigkeit zur emotionalen Kommunikation in Nähe und Distanz mit anderen abgerufen und damit dem therapeutischen Prozess zugänglich, angemessen neu gestaltet und gleichzeitig hilfreich weiterentwickelt („Seite an Seite stehend lehnen wir uns aneinander und lassen unsere Arme miteinander ins Gespräch kommen. Mal sehen, wie die sich verstehen!“).

Bindung

Auf der Ebene der Bindung wird abgebildet, ob und wie Menschen innerlich und äußerlich Bindungen eingehen können und dadurch den Bezug zu sich selbst und zu anderen Personen regeln können. Bezogen auf die Umwelt stellt sich die Frage, ob andere Menschen emotional wichtig, also bedeutsam mit Gefühlen und gefühltem Erleben besetzt werden dürfen und ob emotionale Besetzungen auch wieder gelöst werden können (sich trennen, verabschieden und betrauern). Auch die Variabilität von Beziehungen (also ob jemand Beziehungen rein dyadisch – in Zweierkontakten – gestaltet oder sich auch in triadischen Formen – mit mehreren Personen zugleich – zurechtfindet) trägt zur strukturellen Einschätzung der jeweils situativ notwendigen Stabilität und Flexibilität bei. Außerdem wird hier beschrieben, wie gut sich jemand – vor allem in Zeiten von Bedürftigkeit – auf gute innere Bilder von sich selbst und von anderen Menschen (positive Selbst- und Objektrepräsentanzen) im Sinne von Selbstberuhigung und Selbstfürsorge beziehen kann und wie leicht es jemandem fällt, sich Hilfe in Beziehungen zu anderen Menschen zu suchen und diese auch anzunehmen.

Ganz konkret können in der KBT die Möglichkeiten, sich auf der körperlichen Ebene nonverbal miteinander zu verbinden (beispielsweise im Blickkontakt, aneinander gelehnt, über die Hände, mithilfe eines Seiles oder Stabes), in vielfältiger Weise ausprobiert werden. Ebenso kann der Fokus eines Angebots darauf liegen, sich zu lösen, wegzugehen, zurückzuschauen etc. Unterstützung kann auch ganz wörtlich verstanden als äußerliche, konkrete Stützung und damit Entlastung eines Körperteils (z.B. durch die Therapeut:in, die Wand, Gegenstände) erfahren werden und zugleich als eine Szene, in der eine zugewandte Person sensibel und solidarisch (unterstützend) zur Seite steht. Darüber hinaus wird die Triangulierungsfähigkeit in Angeboten durch den Einbezug von etwas Drittem gefördert („Sie haben jetzt für sich und Ihre Mutter Gegenstände gefunden, aber was ist denn mit Ihrem Vater? Vielleicht geben Sie dem auch einen Platz in der Gestaltung"). Selbstberuhigung kann in der KBT durch Selbstberührung („Bringen Sie Ihre Hände mit jener Stelle Ihres Körpers in Kontakt, die gerade Ihre Zuwendung am besten gebrauchen kann"), durch Berührt-Werden („Ich lege eine Hand zwischen Ihre Schulterblätter, die andere auf Ihr Brustbein und Sie beobachten aufmerksam Ihre Atembewegung zwischen meinen Händen") oder auch durch berührende/beruhigende Gegenstände (sich in eine Decke hüllen, an den Füßen durch Säckchen beschwert wieder Bodenhaftung erlangen, sich an der Wand anlehnen) auf viele Arten erfolgen. Damit werden Erfahrungen auf einer frühen Ebene des körperlichen (tonischen) Beziehungsdialoges wiederbelebt und dieses reale Erleben kann als korrigierende Erfahrung verinnerlicht werden. Auch die Fähigkeit zur Selbstfürsorge kann direkt angesprochen („Wie können Sie Ihre Liegeposition entsprechend Ihren Bedürfnissen einrichten?", „Gestalten Sie sich mit den Materialien im Raum einen Platz, an dem Sie alles vorfinden, was Sie gerade gut brauchen können.", „Wenn Sie sich Ihrem schmerzenden Bein mit Ihren Händen zuwenden, welche Berührungsqualität tut Ihnen gerade gut?") und auf Basis der therapeutischen Beziehung weiterentwickelt und verinnerlicht werden.

Mittels OPD kann das **Integrationsniveau der psychischen Funktionen** (also wie gut ein Mensch die oben beschriebenen Funktionen auch unter Druck und Belastung sicher integriert zur Verfügung hat) entlang eines Kontinuums bestimmt werden. Dieses Kontinuum erstreckt sich über vier Einstufungen: **gut integriertes, mäßig integriertes, gering integriertes und desintegriertes Strukturniveau.** Zusätzlich werden drei Zwischenstufen an den Übergängen dieser vier Hauptniveaus beschrieben („gut bis mäßig", „mäßig bis gering", „gering bis desintegriert"). Je stabiler diese psychischen Funktionen einem Menschen zur Verfügung stehen, desto besser integriert ist das Strukturniveau der Psyche. Hier nun eine knappe Darstellung der vier Hauptstrukturniveaus.

Gut integriertes Strukturniveau

Auf gutem Strukturniveau können Menschen sich selbst und andere Menschen realitätsgerecht, differenziert und sicher voneinander abgegrenzt wahrnehmen. Das Körpergefühl ist lebendig und sichernd, der psychische Binnenraum ist belebt und hat sichernde Grenzen nach außen. Darin können Gefühle, Gedanken, Wünsche und Fantasien erlebt, voneinander unterschieden und hilfreich miteinander in Beziehung gebracht werden. Aufkommende Impulse und Wünsche werden toleriert, adäquat gesteuert und in wichtigen Beziehungen verständlich und unter Wahrung der gegenseitigen Interessen kommuniziert. Konfliktspannung wird intrapsychisch verhandelt, positive Introjekte sind für die Regulation sowie für die Ausgestaltung von Beziehungen hilfreich.

Mäßig integriertes Strukturniveau

Menschen mit mäßig integriertem Strukturniveau stehen die psychischen Funktionen der guten Integration eingeschränkt und vor allem unter Belastung nicht mehr stabil zur Verfügung. Das Körpererleben verliert an Lebendigkeit und wird vorwiegend unter dem Aspekt der Leistung und Perfektion instrumentalisiert. Aufkommende Impulse können nicht mehr so gut wahrgenommen, differenziert, verstanden und kommuniziert werden. Es kommt häufig zu Übersteuerung sowie zu gelegentlichen Impulsdurchbrüchen (Untersteuerung). Die Abwehr ist zwar vorrangig intrapsychisch, jedoch viel weniger flexibel. Neurotische Konflikte können das Erleben einengen. Es gibt zwar auch gute innere Objekte, diese verlieren unter Druck jedoch ihre Stabilität, sodass Selbstberuhigung nur mehr sehr eingeschränkt möglich ist.

Gering integriertes Strukturniveau

Das gering integrierte Strukturniveau zeichnet sich typischerweise durch die Untersteuerung von Impulsen aus. Zusätzlich können andere Menschen nicht kohärent wahrgenommen werden und Belastungen werden hauptsächlich interpersonell abgewehrt. All dies führt zu starken Konflikten und vorwiegend negativen Affekten in zwischenmenschlichen Beziehungen. Auch die innere Welt als Referenzrahmen ist bedrohlich und das Körperselbst ist gekennzeichnet von Fragmentierungs-, Bedrohungs- und Entfremdungserleben. Konflikte sind in Form von verschiedenen Konfliktschemata erkennbar, wobei die strukturellen Defizite die Hauptproblematik darstellen.

Desintegriertes Strukturniveau

Auf desintegriertem Strukturniveau ist die Unterscheidung zwischen innen und außen, die Differenzierung zwischen sich und anderen fragil bis aufgehoben, die Introjekte sind vorrangig verfolgend, vernichtend und das Selbst ist ständig von Auflösung bedroht. Es gibt keinen lebendigen Zugang zum eigenen Körper; am Körperselbst wird die zentrale psychische Bedrohung in Form von Selbstverlust sichtbar („wie tot", „abgestorben", „nicht mein Körper“). Die Vorstellung von Steuerungsfähigkeit existiert nicht mehr und die Betroffenen fühlen sich den einströmenden Impulsen hilflos ausgeliefert. Menschen finden sich in existenziellen Dilemmata konflikthaft gefangen. Weder intrapsychische noch interpersonelle Abwehr steht ausreichend zur Verfügung, sodass sich Realitätsflucht als letzte Schutzmaßnahme findet und unter Umständen auch in psychotischer Dekompensation mündet.

2.2.4 Die Unterscheidung zwischen Struktur- und Konfliktpathologie in der KBT

Wie in jedem theoretischen Konstrukt, das menschliche Vielfalt zu fassen sucht, sind auch in der OPD die Grenzen einzelner Bereiche (Struktur- und Konfliktanteile) sowie zwischen den Strukturniveaus artifiziell und damit als fließend zu verstehen. Gleichzeitig ist der detaillierte und konsequente Operationalisierungsversuch einzelner grundlegender menschlicher Erlebens- und Verhaltensweisen gerade die besondere Leistung dieses Diagnosemanuals. Abseits von Forschungsfragen, die gerade auf präzise Operationalisierungen angewiesen sind, bietet die OPD praktizierenden Psychotherapeut:innen jedenfalls eine sichere Richtschnur auf dem Weg durch den Therapieprozess.

Struktur- und Konfliktanteile stehen einander indirekt proportional gegenüber. Je besser integriert das psychische Strukturniveau ist, desto deutlicher können Konflikte erkannt und müssen diese vorrangig behandelt werden. Je geringer strukturelle Fähigkeiten in die Psyche integriert sind, desto schwächer zeichnen sich klare Konflikte ab und desto mehr tritt deren Behandlung in den Hintergrund. Die OPD differenziert zu diesem Punkt je Strukturniveau das Konfliktthema wie folgt: Bei **gutem Integrationsniveau** kann vermehrt **Konfliktspannung** zu Symptomen führen. Bei **mäßigem Strukturniveau** liegen oft sogenannte **neurotische Konflikte** – im Aufeinandertreffen von unlösbaren, widersprüchlichen Tendenzen – vor. Auf **gering integriertem Strukturniveau** wird vom **Konfliktschema** gesprochen und im Falle des **desintegrierten Strukturniveaus** soll zukünftig vom **Dilemma** gesprochen werden (Arbeitskreis OPD 2023).

Durch die Einschätzung des Strukturniveaus, also durch die Gewichtung von Struktur- und Konfliktanteilen, lassen sich ***Behandlungsschwerpunkte*** *ableiten, die in die Formulierung der* ***Therapieziele*** *einfließen. Weiters ergeben sich daraus* ***passende therapeutische Haltungen*** *mit je nach Strukturniveau mehr stützendem, begleitendem oder konfrontierendem Charakter und darauf begründete hilfreiche Interventionen für die Behandlung von Menschen mit Strukturpathologie, die sich grundlegend von jener mit Konfliktpathologie im mehr konfrontierenden Zugang unterscheiden.*

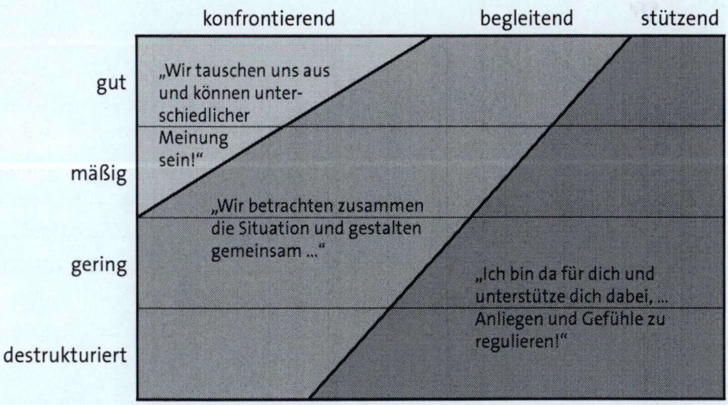

Abb. 9: Hilfreiche therapeutische Haltungen je Strukturniveau (Darstellung: Hochgerner)

Als Bild veranschaulicht könnte man sagen, jeder Mensch erhält im Laufe der ersten Lebensjahre einen mehr oder weniger gut ausgestatteten (psychischen) Werkzeugkasten, mit dem er sich seine Welt bauen und mit anderen (Um-)Welten kommunizieren kann. Ist das Notwendige vorhanden und intakt (gutes Strukturniveau), kann es trotz dieser potenziellen Möglichkeit dazu kommen, dass der Mensch mit immer demselben Werkstück in immer derselben Art in Probleme gerät oder daran scheitert (Konfliktproblematik). Andere Menschen hingegen starten in ihr Erwachsenenleben mit zu wenig Werkzeug, das vielleicht sogar noch eingeschränkt funktional ist, und schaffen dadurch nur mit viel Mühe passable Ergebnisse oder sind vielleicht gar nicht in der Lage, etwas anhaltend und zielgerichtet zu gestalten (Strukturproblematik). Im ersten Fall geht es therapeutisch darum, ein besseres Verständnis für das Problematische am speziellen Werkstück und am konflikthaften Umgang mit dem an sich funktionalen Werkzeug zu erlangen (Konfliktbearbeitung), während im zweiten Fall die verbesserte Ausstattung des Werkzeugkastens vorrangig ist (Aufbau struktureller Fähigkeiten).

Die Realität (vor allem ambulanter) psychotherapeutischer Behandlung siedelt sich auf dem Kontinuum zwischen den beiden Polen an, und gerade hierfür ist das diagnostische Abwägen von Struktur- und Konfliktanteilen besonders hilfreich, da es Patient:innen ermöglicht, mit ihren vorhandenen Möglichkeiten ein besseres Problemverständnis zu entwickeln und daraus abgeleitet vermehrte Motivation für (oft anstrengende) Veränderungsprozesse bereitzustellen. Für KBT-Therapeut:innen im Besonderen bringt die Einschätzung des Strukturniveaus auch Informationen für die patient:innengerechte Entwicklung des KBT-Angebotes mit sich. Hierzu werden im Folgenden – adaptiert an den Grad der strukturellen Integration – drei Aspekte des KBT-Angebots differenziert.

Sprachliche Anleitung

Gerade auf die Entwicklung des Angebots hat die strukturelle Einschätzung großen Einfluss. Als Grundorientierung lässt sich festhalten: Je eingeschränkter ein Mensch in seinen strukturellen Fähigkeiten ist, desto stärker müssen Therapeut:innen das Angebot strukturieren und sprachlich-anleitend unterstützen (Beispiel: „Rollen Sie den Tennisball mit mittelfestem Druck über jede Stelle Ihrer Fußsohle, beginnend von der Ferse über das Fußgewölbe und den Fußballen bis hin zu den Zehenspitzen. Nehmen Sie zuerst den Unterschied zwischen härteren und weicheren Stellen wahr. Dann spüren Sie, an welchen Stellen Ihnen der Druck des Balles guttut“).

Das Sprechen der Therapeut:in wird also zur Stütze bzw. Sprache zur äußeren Struktur, wo innere Struktur des Erlebens (noch) fehlt. Anders verhält es sich im gut integrierten Bereich. Dort kann Sprache assoziativer, symbolhafter und spielerischer eingesetzt werden und das Sprechen der Therapeut:in kann Freiräume eröffnen. Denn je besser ein Mensch über strukturelle Fähigkeiten verfügt, desto einfacher kann er Angebote mit größeren Freiräumen aufgreifen und diese für sich nutzen (Beispiel: „Erkunden Sie mithilfe des Tennisballs die Beschaffenheit Ihrer Fußsohle"). Somit wird das (vermeintlich) selbe Angebot (Erfahrung der Fußsohle durch den Ball) je nach diagnostischer Einschätzung zu einem „anderen" Angebot, indem es auf andere Prozesse (Konfliktbearbeitung oder Strukturbildung) abzielt.

Verwendung von Gegenständen

Auch bei der Verwendung von Gegenständen gilt es, die psychischen Möglichkeiten der Patient:innen zu beachten. Eine grundsätzliche Einführung zum Einsatz von Gegenständen in der KBT findet sich in Kapitel 3.2. Die dort beschriebenen Verwendungsmöglichkeiten als Realobjekt, Intermediärobjekt, Übergangsobjekt und als Objekt in seiner symbolisierenden Bedeutung können grundsätzlich mit Menschen auf jedem Strukturniveau zur Anwendung kommen. Dennoch lässt sich aus den diagnostischen Überlegungen eine klare Handlungsempfehlung ableiten, die es zu beachten gilt. Für Menschen auf dem strukturellen Kontinuum zwischen guter und mäßiger Integration erhalten Gegenstände „meist ganz spontan symbolhaft-szenische Bedeutung: Die direkte Erfahrung am Gegenstand belebt alle Formen symbolischer Produktion" (Hochgerner 2015, S. 142) und regt rasch (und aufbauend auf der vorhandenen psychischen Struktur) Symbolisierungsprozesse an. Für Patient:innen mit mäßigem bis geringem Strukturniveau wird ein Gegenstand als Übergangsobjekt oft hilfreich. Ebenso eröffnen Erfahrungen mit Gegenständen als Intermediärobjekte (in der Kommunikation zwischen zwei Menschen) wertvolle Erfahrungs- und Entwicklungsmöglichkeiten. Im Bereich von geringem bis desintegriertem Strukturniveau kommen Gegenstände hauptsächlich als Realobjekte zum Einsatz und dienen dabei vorrangig der vertieften Selbstwahrnehmung

(Hochgerner 2015). Der symbolische Einsatz von Gegenständen muss in diesem Bereich sehr achtsam und dosiert angeboten werden, da er die sichere Unterscheidung zwischen realem und symbolisiertem Erleben voraussetzt, was bei Menschen mit starken strukturellen Defiziten nicht gesichert gegeben ist. Zur Vertiefung sei an dieser Stelle die differenzierte Beschreibung der Verwendung von Gegenständen je Strukturniveau in der Arbeit von Hochgerner (2015) empfohlen.

Therapeutische Haltung im Leibdialog

Gerd Rudolf (2020) arbeitete auf die strukturelle Einschätzung abgestimmte therapeutische Haltungen aus. Während bei gutem Strukturniveau **konfrontierende Haltungen** im Sinne von sich „den Patient:innen gegenüberstellen" erforderlich sein können, wird bei Menschen mit strukturellen Defiziten eher die **begleitende Haltung** „an der Seite der Patient:innen" im gemeinsamen Blick auf das Erleben und die Gestaltung der therapeutischen Situation hilfreich. Je stärker die strukturellen Defizite in den Vordergrund rücken, desto mehr wird die hilfreiche therapeutische Position „hinter den Patient:innen" als **stützende Haltung** im Sinne einer entlastenden, ordnenden und klärenden Hilfs-Ich-Funktion sein.

Diese Grundhaltungen sind auch in Angeboten mit Schwerpunkt auf der zwischenleiblichen Interaktion zu beachten. Auf gutem Strukturniveau können – angepasst an die Beziehung – die Therapeut:in und andere Gruppenteilnehmer:innen auch vermehrt als Gegenüber in Erscheinung treten, als jemand, der auch eine Gegenposition im wahrsten Sinne des Wortes einnehmen kann, wo eventuell auch ein Gegeneinander im Miteinander erprobt werden kann („Versuchen Sie einmal, sich gegenseitig die Decken wegzuziehen, auf denen Sie sitzen"). Beispielsweise kann die Therapeut:in bei einer ausgeprägten Konfliktpathologie zur Entwicklung der Standhaftigkeit und Durchsetzungsfähigkeit im verbesserten Wollen und Handeln zum Experimentieren mit wehrhaften Ausdrucksweisen anregen. Sie lehnt sich dazu mit ihrem Eigengewicht an die auf dem Boden sitzende Patient:in und diese versucht Gegendruck zu entwickeln, die Therapeut:in auch abzuschütteln oder wegzustoßen, sich Freiraum zu verschaffen und ihre Position zu halten etc. Ein solches Sich-Wehren und Sich-Behaupten darf nur dann angeboten werden, wenn für Patient:innen der symbolhafte Charakter der Szene (im Als-ob-Modus) klar und gesichert ist und nicht der Eindruck einer „realen körperlichen Auseinandersetzung" (im Äquivalenzmodus) zwischen Therapeut:in und Patient:in entsteht, der potenziell ängstigend wäre. Für Patient:innen mit schweren Strukturpathologien gilt es daher – ganz im Sinne der entwicklungspsychologisch frühen Anforderungen an die Objekte – gute Erfahrungen von Beziehung, Bindung, Versorgung und Sicherheit zu ermöglichen. Dazu müssen Therapeut:innen sich vermehrt auf Gefühlseinstimmung und geteiltes Gewahrsein (Grohte 1991), Abstimmung und Regulation im leiblichen Dialog fokussieren und eigene Impulse oder (heraus-)fordernde Interaktionsangebote in den Hintergrund stellen. Die Therapeut:innen sind aufmerksam und einfühlsam im leiblichen Dialog, vermitteln Sicherheit, sprechen vorrangig die Wahrnehmung der Patient:innen validierend an und helfen bei der Regulation des Kontaktes im Sinne der Patient:innen.

Diese Aufzählung ließe sich selbstverständlich noch um weitere Aspekte ergänzen. Hier kann allerdings keine vollständige Darstellung gegeben werden, sondern lediglich die Bedeutsamkeit der Unterschiede in der Arbeitsweise beispielhaft veranschaulicht werden. In der Zusammenschau all dieser Überlegungen lassen sich vereinfacht einige Schwerpunktverlagerungen im KBT-Angebot – entsprechend der jeweiligen diagnostischen Einschätzung – darstellen. Abbildung 10 zeigt schematisch, wie Angebote auf strukturelle bzw. konflikthafte Gegebenheiten abgestimmt werden sollten. Es versteht sich von selbst, dass es kein konfliktbearbeitendes Angebot geben kann, in dem nicht auch strukturelle Fähigkeiten angesprochen und weiterentwickelt werden. Umgekehrt beinhalten strukturbildende Angebote immer wieder konflikthafte Themen, weil sich strukturelle Fähigkeiten ja eben gerade während des Durchlaufens der oben erörterten Entwicklungsthemen ausbilden und deshalb im Individuum für immer als Teil des Selbsterlebens zusammenschwingen.

Strukturelles Integrations-niveau	gut	mäßig	gering	desintegriert
Konflikt	Konflikt-spannung	neurotischer Konflikt	Konflikt-schema	Dilemma
KBT-Angebote	konfliktbearbeitende Angebote			strukturbildende Angebote
sprachliche Anleitung der Angebote	offene Formulierungen, Spiel mit Sprache, Freiräume, symbolhafter Sprachgebrauch			konkretere Sprache anleitend, strukturierend, erklärend
Arbeit mit Gegenständen	symbolisch-szenische Verwendung			Verwendung als Realgegenstand
therapeutische Haltung im Leibdialog	konfrontierend, (heraus-)fordernd, entwicklungsfördernd			real (unter-)stützend ein- und mitfühlend, antwortend

Abb. 10: KBT-Angebote abgestimmt auf die OPD-3-Diagnostik (Darstellung: Anders)

Diese Implikationen des Denkens in Struktur und Konflikt spiegeln sich ganz allgemein in der psychodynamischen Behandlungsliteratur wider (Rudolf 2010; Wöller & Kruse 2010; Rudolf 2020). Doch auch speziell innerhalb der KBT wurde dieser Zugang im letzten Jahrzehnt in der therapeutischen Praxis sehr fruchtbar genutzt und findet Eingang in die Fachliteratur (Schmidt 2006; Kintrup 2015) und Ausbildung. Um sich von solcherart theoriegeleitetem Handeln in der KBT ein Bild machen zu können, wird in der Falldarstellung in Kapitel 3.3 auf strukturelle und konflikthafte Aspekte genauer eingegangen. Auf dieser Ebene kann die Bedeutung der vorangestellten Ausführungen für die Entwicklung des passenden KBT-Angebots lebendig nachvollziehbar und begreifbar gemacht werden.

2.3 Bindung als Basis und Mentalisierung als Basisfertigkeit

Wie bereits in Kapitel 1.3 erwähnt, soll nun an dieser Stelle auf die Themen Bindung und Mentalisierung im Zusammenhang mit therapeutischem Handeln in der KBT vertiefend eingegangen werden. Mit der Formulierung der Bindungstheorie schufen John Bowlby und Mary Ainsworth eine neue Denk- und Forschungstradition, welche die realen Erfahrungen des Säuglings, vor allem innerhalb der Mutter-Kind-Beziehung, in den Vordergrund stellte. In der Bindungsforschung kam es durch Mary Main zu einer Verschiebung der Aufmerksamkeit von der frühkindlichen Bindungsbeziehung an sich hin zu deren Auswirkungen auf den erwachsenen Menschen sowie auf mentale Prozesse. Als deren rezenteste Weiterentwicklung kann die Theorie des Mentalisierens nach Peter Fonagy (Fonagy et al. 2019) angesehen werden, die im Moment vor allem unter dem Blickwinkel therapeutischer Behandlung intensiv beforscht wird. Dabei rücken die in der frühkindlichen Leiberfahrung liegenden Ursprünge des Mentalisierens immer mehr in den Vordergrund. Daher sollen im Folgenden ältere wie jüngere bindungstheoretische Überlegungen nachgezeichnet und deren Niederschlag in der Leibarbeit der KBT-Praxis veranschaulicht werden.

Zentral in der Bindungstheorie ist das antagonistische Zusammenspiel des **Bindungs- und Explorationssystems.** Immer nur eines von beiden kann gerade aktiv sein und das Verhalten eines Kindes steuern. Fühlt sich ein Baby sicher und durch die Anwesenheit der Bindungsperson beschützt, wird sein Explorationssystem aktiviert und es wendet sich mit Interesse der Umwelt zu. Verliert es den (realen, gefühlten oder Blick-)Kontakt zur Bindungsperson, entsteht Furcht, was das Explorieren abrupt beendet und stattdessen das Bindungssystem aktiviert: Das Kind zeigt in seinem gesamten Körperausdruck, seinen Lauten und seinen Bewegungen, dass es die Bindungsperson braucht, und sucht diese bei hinreichender lokomotorischer Entwicklung aktiv und vehement. Wie die Bindungsperson schließlich regelhaft auf das weinende, ängstliche, fordernde Kind reagiert, wird das Bindungsmuster beeinflussen, das sich im Kind abbildet. Im Falle von regelmäßiger Tröstung (die das Bindungssystem wieder deaktiviert, sodass das Kind wieder explorieren kann) wird das Kind sich innerlich sicher an die Bindungsperson gebunden fühlen. Reagiert die Bindungsperson jedoch abweisend, wütend, unklar (oder gar bedrohlich), wird das Kind eine unsichere (oder desorganisierte) Bindungsrepräsentanz verinnerlichen. Aus der wiederholten leiblich-konkreten Erfahrung, innerhalb der Bindungsbeziehung (also meist durch Mutter oder Vater) beruhigt zu werden, abstrahiert der Säugling und später das Kleinkind die Erfahrung der Beruhigung, speichert sie innerlich als sogenannte Bindungsrepräsentanz ab (siehe Kapitel 1.3.2) und kann schließlich – auch ohne die anwesende Bindungsperson – innerlich darauf zurückgreifen, sich dadurch selbst trösten oder auch von anderen Menschen trösten lassen.

Bindung wird demnach als ***verinnerlichte Beziehungserfahrung*** *verstanden, aus der Sicherheit, Trost und Zuversicht gewonnen werden können. Da sichere Bindung einen Schutzfaktor für psychische Gesundheit darstellt, verwundert es im Umkehrschluss nicht, dass Menschen, die Psychotherapie in Anspruch nehmen, überdurchschnittlich oft unsicher gebunden sind.*

Unsicher-vermeidend gebundene Menschen spielen das Bindungsthema in ihrem Leben grundsätzlich herunter, vermeiden es also, Trost zu benötigen.

So können sie sich zwar vor schmerzlichen Erfahrungen schützen, erleben zwischenmenschliche Beziehungen aber oft als flach, wenig bedeutsam, kaum innig oder intensiv. Unsicher-verstrickt gebundene Erwachsene hingegen sind ständig übermäßig mit dem Bindungsthema beschäftigt, in Beziehungen sozusagen verstrickt, erleben zwischenmenschliche Bindungen aber nicht als sichernd, sondern meist als ambivalent und emotional überwältigend. Je nach Bindungsrepräsentanz ist ein anderes therapeutisches Vorgehen angeraten, wird auf andere therapeutische Ziele hingearbeitet. Während vermeidend gebundene Patient:innen den Aufbau von

Bindungsmustern benötigen, also dass die therapeutische Beziehung emotional bedeutsam werden darf, ist es für verstrickt gebundene Menschen wichtiger, Affektregulation innerhalb der therapeutischen Beziehung zu erfahren, um diese schließlich auch als eigene Kompetenz zur Verfügung zu haben. Die Beachtung von Bindungsrepräsentanzen und die Leibarbeit an der Bindungssicherheit finden im Fallbeispiel weiter unten konkret Erwähnung (siehe siehe Kapitel 3.3). Wie gesagt, beforschte und benannte Mary Main die Auswirkungen kindlichen Bindungsverhaltens auf die erwachsenen Bindungsrepräsentanzen (Strauß 2014) und wendete sich damit neben der unmittelbaren Affektregulation innerhalb der Bindungsbeziehung deren mentaler Repräsentation zu. Peter Fonagy ging diesen Weg weiter und beschrieb in seiner Weiterentwicklung der Bindungstheorie eine Theorie des Mentalen (Taubner 2016). Demnach werden innerhalb der Bindungsbeziehung die Weichen für die spätere Fähigkeit eines Menschen gelegt, sich und anderen mentale Zustände zuzuschreiben und diese als Erklärung für Handeln heranzuziehen. Die Fähigkeit zu mentalisieren entwickelt sich über einen mehrphasigen Ablauf hinweg (korrespondierend mit der Differenzierung des Körperschemas, dem Aufbau der Gedächtnissysteme und dem Spracherwerb) in den ersten vier Lebensjahren. Die Kenntnis dieser Phasen erleichtert es, in der Therapie Verständnis für das Erleben von Patient:innen zu erlangen, und versetzt Therapeut:innen in die Lage, hilfreiche therapeutische Angebote abzuleiten.

Die Arbeitsgruppe rund um Fonagy beschrieb die Entwicklung des Mentalisierens in der frühen Kindheit. Auf dem Weg zur Erlangung der Mentalisierungsfähigkeit durchlaufen Kinder dabei drei sogenannte **prämentalistische Modi (teleologischer Modus, Äquivalenz-Modus, Als-ob-Modus),** die aufgrund ihrer Bedeutung für die klinische Arbeit im Anschluss näher beschrieben werden. Zuvor sei noch der durch Diez Grieser und Müller (2019) benannte **Körper-Modus** erwähnt. Er wird den drei genannten Modi vorangestellte und illustriert, dass die Basis des Mentalisierens in den frühesten Leiberfahrungen liegt. Für die Zeit pränataler Erfahrungen bis in die ersten neun Lebensmonate hinein beschreiben sie den Körper-Modus als vorherrschend, in dem Körper und Psyche noch nicht als getrennt voneinander erlebt werden können. Der Säugling steht primär unter dem Einfluss von Körper- und Hautempfindungen als solchen und mentale Zustände werden noch als rein physiologisch-körperliche Sensationen wahrgenommen. In der Beschreibung des Körper-Modus bezieht sich Schultz-Venrath (2021) explizit auf ein phänomenologisches Verständnis des Begriffs der Wahrnehmung, und hier insbesondere auf das Konzept der Zwischenleiblichkeit bei Merleau-Ponty. Das Mentalisierungskonzept wird zusätzlich eingebettet in den Gestaltkreis von Wahrnehmen und Bewegen nach von Weizsäcker als früheste Basis des Welt-Bezugs. Weiters bezieht sich Schultz-Venrath (2021, S. 21) auf die Entwicklung des Selbstempfindens bei Stern und das Haut-Ich von Anzieu, wenn er betont, wie schließlich aus reflexiven Berührungen reflexives Denken erwächst. Die Nähe zur KBT wird also in den teilweise gemeinsamen Konzepten ersichtlich.

Wie gesagt, durchläuft der Säugling im Zuge der Entwicklung die vier Modi (Körper-Modus, Äquivalenz-Modus, Als-ob-Modus, Mentalisieren) hintereinander, wobei ein früherer Modi nie verschwindet, sondern nur in den Hintergrund tritt. Im Mentalisierungsmodell wird im gelungenen Fall die Erlangung des Mentalisierens (auch als reflexive Funktion oder mentalisierte Affektivität bezeichnet) durch die Integration aller prämentalistischen Modi etwa mit dem fünften Lebensjahr erreicht. Zeitlich fällt diese Integration und damit Überwindung der prämentalistischen Modi zugunsten eines reflexiven, mentalisierenden Modus in der kindlichen Entwicklung mit der Überwindung der ödipalen Konfliktkonstellation zusammen.

Kann ein Kind akzeptieren, dass seine eigenen inneren Vorstellungen von der Welt zwar durch diese geprägt werden, gleichzeitig aber doch nur Vorstellungen und keine Gewissheiten über die Welt, wie sie ist, darstellen, spricht man von Mentalisierungsfähigkeit.

So spannt sich der sogenannte intrapsychische Raum, in welchem Gefühle verarbeitet, Absichten verstanden und Handlungen probeweise durchgeführt werden können. Diese Triangulierung findet sich auf Symbolebene folgendermaßen wieder: Das Kind kann sich nun selbst in einem Dreieck mit einem psychischen Inhalt (einem Gefühl, einem Wunsch) und einem Symbol dafür (einem Wort, einer Geste) beschäftigen. Innerhalb dieses triangulierten Raumes (es selbst, seine innere Regung, dessen äußere Darstellung) kann es sich nun als handelndes Subjekt bewegen und regulieren (Ogden 1985).

Die so erreichte Fähigkeit zu mentalisieren ist jedoch keine einmal und damit für immer erlangte Kompetenz, sondern eher ein Potenzial für die Verarbeitung des Erlebens. Einerseits lässt sie sich als Fähigkeit oder auch Stil beschreiben, die oder der jeden Menschen speziell auszeichnet. Andererseits weist die Mentalisierungsfähigkeit unter dem Einfluss verschiedener äußerer wie innerer Faktoren eine große Schwankungsbreite auf, ist also keine stabile Fähigkeit, sondern eine mehrdimensionale Struktur (Taubner 2016; Schultz-Venrath 2021, S. 189 ff). Auch wer grundsätzlich gut mentalisieren kann, wird seine Fähigkeit unter Stress, in hoher emotionaler Erregung oder in biografisch relevanten Schlüsselszenen phasenweise partiell einbüßen und auf einen prämentalistischen Modus zurückgreifen.

Nun folgt die Beschreibung der prämentalistischen Modi verbunden mit den Konzepten der Bindungsrepräsentanzen und deren Implikationen für die klinische Herangehensweise.

Teleologischer Modus

Ab dem neunten Lebensmonat setzt bei Säuglingen die Fähigkeit zu zielgerichtetem Handeln ein und sie können zusehends auch bei anderen Menschen eine Zielorientierung erkennen. Allerdings ist dieses Erkennen noch nicht mit der Zuschreibung innerer Absichten verbunden. Das Kind hat also noch keine Vorstellung von mentalen Zuständen wie Wünschen, Gedanken, Gefühlen und Absichten, die Handlungen in Gang setzen. Es befindet sich in einem Modus, in dem nur Fakten zählen. Innere Zu- oder Missstände können in diesem Modus nur über äußere Veränderung reguliert werden. Die anderen Menschen werden hauptsächlich unter dem Aspekt der Unterstützung bei dieser Regulation gesehen. Die körperliche Bedürfnisbefriedigung steht im Vordergrund.

Menschen im teleologischen Modus werden oft als manipulativ bezeichnet, weil sie das Gegenüber unbedingt zu etwas bringen wollen. Diese oft sehr schwierigen therapeutischen Situationen lassen sich meist nicht durch ein einfaches KBT-Angebot auflösen. Sie können aber auf der Beziehungsebene „freundlicher" beantwortet werden, wenn die Therapeut:in versteht, dass die Patient:in es nicht „absichtlich" (im moralischen Sinn) macht, sondern sich tatsächlich in einem Modus befindet, in dem sie ihre Absicht eben nicht erkennen kann und deswegen mithilfe der reflexiven Funktion der Therapeut:in wieder in reifere Formen des Mentalisierens geführt werden muss.

Im KBT-Angebot geht es für Menschen im teleologischen Modus daher um

- ein einfühlsames therapeutisches Gegenüber,
- das seine eigene Mentailisierungsfähigkeit aufrechterhalten kann,
- Containment und markierte Affektspiegelung zur Verfügung stellt,
- sich im tonischen Dialog sensibel einschwingt und
- unmittelbare, konkrete Versorgung (im Sinne eines Hilfs-Ichs) anbietet.

Beispiel aus der KBT-Praxis

Ein Patient mit wochenlangen, sehr starken Schmerzen in Folge einer schweren Rückenverletzung verlangt von der Therapeutin, dass sie ihm endlich helfen solle. Auf ihr Nachfragen nach seinem Erleben und den Möglichkeiten des Umgangs mit dem Schmerz attackiert er sie verbal, weil sie ihm überhaupt nicht helfe. Die einzige Hilfe wäre aus seiner Sicht, dass jemand ihn von seinen Schmerzen befreit, denn im teleologischen Modus kann er sich nicht mehr vorstellen, dass die Therapeutin ihm durch ihr Nachfragen auch helfen möchte. Die Therapeutin bemüht sich darum, nicht auf seine Aggression, sondern auf seine Verzweiflung einzugehen, sein Leid anzunehmen (Containment) und an seiner statt einen intentionalen Blickwinkel einzunehmen. Achtsam im zwischenleiblichen Dialog vermittelt sie ihm in wenigen Worten ihre Anteilnahme und übernimmt real einen Teil der Versorgung. Sie reicht ihm ein Kissen und ermutigt ihn, seine aktuelle Sitzposition damit zu unterstützen und sein Körperempfinden zu verbessern. Kleinteilig leitet sie ihn darin an, bis etwas Beruhigung spürbar wird. Im anschließenden Gespräch kann gemeinsam über die nächsten konkreten Schritte nachgedacht werden (weiterer Arzttermin zur Klärung von Medikation und weiteren Behandlungsmöglichkeiten) und die eigenen Absichten können wieder reflektiert und adäquat umgesetzt werden.

Äquivalenz-Modus

In diesem Stadium der Entwicklung besitzt das Kind bereits eine Vorstellung davon, dass es innere mentale Zustände gibt. Allerdings können innere und äußere Realität (noch) nicht spielerisch-symbolisch miteinander vertauscht werden, sondern fallen unter dem Druck des magischen Denkens als idente Phänomene zusammen. Schultz-Venrath (2021, S. 208) spricht hier von einer Gedanken-Handlungs-Fusion. Die innere Welt (Wünsche, Fantasien, Gedanken etc.) fühlt sich daher nicht nur so an wie die äußere Realität, sondern wird mit dieser gleichgesetzt, sodass innen und außen als identisch erlebt werden. Dadurch wird subjektives inneres Erleben („Ich bin böse auf die Mama") zu objektiver äußerer Realität („Die Mama ist böse!"). Dieser Modus steht dem ambivalenten Bindungsstil von Kindern nahe. Erwachsene, die unsicher-verstrickt gebunden sind, überschätzen die Bedeutung wichtiger Menschen für die eigene Regulation, sodass sie sich in nahen Beziehungen oft ausgeliefert und hin- und hergerissen fühlen. Innere mentale Zustände können von äußerer Realität nicht getrennt gehalten werden und fallen in Krisen zusammen. Innen und außen werden als äquivalent erlebt, weshalb auch vom Äquivalenz-Modus der Mentalisierung gesprochen wird. Menschen in diesem Mentalisierungsmodus sehen sich daher verstärkt heftigen Affekten ausgeliefert, ihre Welt ist tendenziell unsicher und bedrohlich. Sie geraten oft unter heftigen Handlungsdruck, da sie aus ihrem Erleben heraus die Überzeugung in sich tragen, im Außen herbeigeführte Veränderungen würden zwangsläufig auch das Innenleben bestimmen bzw. innerlich könnte sich nichts anders anfühlen, ohne dass eine solche Veränderung äußerlich auch Realität wird (weil ja innere und äußere Realität als ein und dasselbe erlebt werden). Fonagy et al. (2019, S. 258) bringen damit „Freuds klassischen Begriff der psychischen Realität mit zeitgenössischen psychoanalytischen Konzeptualisierungen der Symbolisierung in Verbindung". Die Art des Verhältnisses von „Denkrealität" zu „faktischer Realität" (S. Freud) spannt ein klinisches Kontinuum. An einem Pol kann zwar zwischen beiden unterschieden werden, jedoch erhält die psychische Realität wesentlich mehr Gewicht, wird überbewertet im Vergleich zur äußeren Realität. Man denke an Menschen mit starken Schuldgefühlen oder auch an das Ausführen von Zwangshandlungen als Versuch, innere Beruhigung über äußere Kontrolle zu erlangen. Am anderen Ende des Kontinuums findet sich beispielsweise das Flashback-Erleben traumatisierter Patient:innen, die tatsächlich nicht mehr zwischen dem aktuellen Erleben und den Erinnerungen an die Vergangenheit unterscheiden können.

Im KBT-Angebot geht es für Menschen im Äquivalenz-Modus daher um

- Wahrnehmungsdifferenzierung
- Suchen von Unterstützung bei der Steuerungsfähigkeit
- gemeinsames Ertragen und Regulieren innerer Zustände
- Finden von Sicherheit im Leiberleben wie in der therapeutischen Beziehung
- Fördern von Mehrperspektivität durch mehrdeutige Symbolisierungen
- Stärken der Grenzwahrnehmung (innen und außen)
- Förderung des Als-ob-Spiels (siehe unten)

Beispiele aus der KBT-Praxis

Die Therapeutin reicht einer Patientin mit einer schizoaffektiven Störung in einem Zustand hoher emotionaler Erregung einen Igelball mit der Idee der Spannungsregulation. Die Patientin ergreift den Ball, streckt ihn jedoch schnell von sich weg mit den Worten „Der ist rot, wie Wut oder so. Der ist gefährlich." Auf die Frage der Therapeutin, ob sie einmal ausprobieren möchte, ob es ihr gelingt, die Augen zu schließen, kann sich die Patientin einlassen. Sie bleibt vorsichtig, kann jedoch ein paar Minuten der strukturierten Erkundung des Balles (Wie stabil, nachgiebig, elastisch wirkt der Ball? Wie spitz, glatt oder stachelig wird

die Oberfläche empfunden? etc.) widmen. So erlangt die Patientin mittels ihrer Sinneswahrnehmung Informationen über den Ball, darüber, wie er beschaffen ist, und nicht nur darüber, womit sie ihn innerlich assoziiert.
Ein Mann kommt nach einem heftigen Streit mit seiner Partnerin in die Therapiestunde. Wütend schildert er den Streit, bei dem es um die Verteilung der Aufgaben im Haushalt und mit den gemeinsamen Kindern ging. Die Therapeutin bietet ihm an, für diese Streitsituation einen Gegenstand zu wählen und in der Mitte des Raumes zu platzieren. Er wählt einen schweren, eckigen, schwarzen Stein und positioniert dahinter die Figur eines Tigers, der das Maul weit aufgerissen hat („Das ist meine Frau“). Nebeneinanderstehend blicken sie beide nun auf die Gestaltung, während der Mann sein Erleben beschreibt. Immer kritisiere seine Partnerin ihn. Sie sehe nie, was er alles für die Kinder mache, weil sie sowieso immer alles besser wüsste. Er hätte bei ihr keine Chance, etwas richtig zu machen. Er hielte es nicht mehr aus, immer als der Unfähige dazustehen, als der er sich dann im Streit auch wirklich fühlte. Für sich selbst, sein Selbst-Empfinden, wählt er nun auch einen Gegenstand und platziert ihn neben sich („Dieser Esel mit dem hängenden Kopf sieht aus wie ein armes Würstchen“). Gemeinsam gehen die beiden nun in die andere Ecke des Raumes und stellen sich hinter den Tiger. Die Therapeutin ermutigt den Mann, zu überlegen, wie seine Frau wohl den Streit erlebt habe, ob sie sich auch als so stark und gefährlich und ihn als unfähig und mickrig beschreiben würde („Hmm ... ich glaube ja eigentlich, dass sie will, dass es den Kindern gut geht ... wahrscheinlich ist sie auch manchmal fertig am Abend nach der Arbeit ... ja, sicher sogar, das sagt sie ja auch oft ... aber da möchte sie mir halt ein schlechtes Gewissen machen ... also ich weiß nicht genau, ob sie das wirklich will ... und wenn wir nicht gerade miteinander streiten, dann kritisiert sie mich ja auch nicht ...“). Der Mann erlangt in dieser Sequenz durch das Annehmen seines Erlebens in der ersten Position Beruhigung und findet beim Wechsel in die zweite Position wieder in eine mentalisierende Haltung zurück.

Als-ob-Modus

Mit Einsetzen des Als-ob-Spiels eröffnen sich dem Kind neue Möglichkeiten, Gedanken auszudrücken und Gefühle zu verarbeiten. Der innerpsychische Raum wird intensiv zur Verarbeitung der äußeren Welt genutzt, ohne dass dem Kind dabei jedoch die Verbindung dieser beiden Welten bewusst ist. Im Spiel mit dem Puppenhaus kann ein Kind, nachdem es sich über seinen Papa geärgert hat, die Papa-Spielfigur so richtig ausschimpfen, den Ärger somit symbolisch abführen, ohne jedoch in der Realität mit dem Gefühl in Kontakt kommen zu müssen. Aufgabe der Bindungspersonen ist es, immer wieder Verbindungen zwischen Realität und Fantasie anzubieten, jedoch vor einem intensiven Umschlagen in den Äquivalenz-Modus zu schützen. Die Anknüpfung an Piagets (1969) und Winnicotts (2010) Ausführungen zum kindlichen Spiel wird an dieser Stelle deutlich, wenn es darum geht, mit der Realität spielen zu können. Im Spielen können Kinder das Symbolische vom Wirklichen trennen. So entwicklungsförderlich die Entkoppelung von psychischer und faktischer Realität im kindlichen Spiel ist, so hemmend wirkt sich der Als-ob-Modus jedoch auf Erwachsene aus, die darin „gefangen“ sind. Menschen in diesem Modus beschreiben zwar mentale Zustände sprachlich differenziert, sind jedoch nicht mit deren emotionalen Gehalt verbunden. Die Beschreibungen gleichen daher eher einer Art Intellektualisierung, weshalb man auch von Pseudomentalisieren spricht. Anders als im Äquivalenzmodus fehlt hier der Zugang zum affektiven Erleben der mentalen Zustände. Gedanken sind von den zugehörigen Affekten tendenziell abgespalten, so wie die innere von der äußeren Realität entkoppelt scheint und Körper und Psyche nicht sicher verbunden sind. Dieser Modus steht dem vermeidenden Bindungsstil von Kindern nahe. Erwachsene mit unsicher-vermeidender Bindungsrepräsentanz neigen regelhaft dazu, das Bindungsthema, also die emotionale Wichtigkeit anderer für das eigene Gleichgewicht, herunterzuspielen bzw. zu vermeiden. Menschen mit diesem Bindungsstil gehen mit mentalen Zuständen exkludierend um, so als ob mentale Zustände keine Verbindung zur äußeren Realität hätten. Daher wird dieser Modus der Mentalisierung Als-ob-Modus genannt. Darin verhaftete Menschen trennen Realität und inneres

Erleben derart voneinander, dass wichtige Zusammenhänge verloren gehen. Sie geraten in ihrem sozialen Alltag seltener unter Handlungsdruck, weil ihre innere Verfasstheit (Gefühlslage) scheinbar wenig bis gar nichts mit der äußeren Realität zu tun hat. Es scheint, als ob das Außen sie innerlich nichts angehen würde. Mentale Zustände werden zwar mithilfe von Intellektualisierung geschildert, sind aber nicht mit dem Erleben des Menschen verbunden. Fehlende Authentizität tritt an die Stelle mentalisierender Affektivität. Durch die Unverbundenheit von innerer und äußerer Welt können die beiden weder übereinander noch gemeinsam eine Geschichte erzählen. Es ist verständlich, dass dieser Modus häufig bei Patient:innen mit somatoformen Störungen oder Angststörungen zu finden ist, bei denen äußeres Erleben, körperliche Empfindungen und Emotionen nicht hinreichend sinnhaft verbunden werden können. Die wohl extremste Ausprägung des Als-ob-Modus findet sich in dissoziativen Zuständen, in denen Betroffene beispielsweise das Gefühl haben, als ob sie aus ihrem Körper austreten würden.

Im KBT-Angebot geht es für Menschen im Als-ob-Modus daher

- um die Belebung und Anregung des Körpererlebens,
- darum, sprachlichen Ausdruck mit Körpererleben anzureichern,
- das Körpererleben wiederum zur Sprache zu bringen,
- innerhalb der therapeutischen Beziehung ein Bindungsmuster aufzubauen,
- um die Förderung des Zusammenhangs von innen und außen, von Körper und Psyche,
- die Anregung verschiedener Symbolisierungsformen
- und darum, Gegenstände emotional zu besetzen.

Beispiel aus der KBT-Praxis

Eine Patientin nimmt KBT-Angebote regelmäßig auffallend ambitioniert und rasch an. Aufgrund ihrer kognitiven Fähigkeiten versteht sie schnell, worauf die Therapeutin abzielt, „absolviert alles tüchtig", findet Lösungen, noch bevor die Probleme überhaupt Raum (in der Szene und in ihr selbst) einnehmen dürfen, ist beeindruckt von den Erkenntnissen etc. Die Therapeutin spricht daraufhin das Tempo an, mit dem die Patientin durch das Angebot „jagt", und ob es auch einmal möglich wäre, innezuhalten und wahrzunehmen, was ist. Es folgt die kleinteilige Arbeit am Erleben jetzt im Moment (statt an der großen Erkenntnis). Dies bringt die Patientin langsam in Kontakt mit dem gefühlhaften Teil der Szene, nun berührt und bewegt sie tatsächlich etwas. Das Beispiel zeigt, wie wichtig es in einem solchen Fall ist, Patient:innen geduldig an echtes Empfinden heranzuführen, anstatt sich vom Strohfeuer der Intellektualisierung blenden zu lassen.

KBT als mentalisierungsförderndes Verfahren

In der klinischen Praxis treten diese drei prämentalistischen Modi nicht immer in dieser Klarheit zutage, sondern auch in Mischformen. Für Therapeut:innen ist es dabei jedoch nicht vorrangig, die einzelnen Zustände trennscharf voneinander abgrenzen und benennen zu können, sondern grundsätzlich zu bemerken, wann Patient:innen der Fähigkeit zu mentalisieren verlustig gehen (Taubner 2016). Sodann ist es wichtig, die eigenen Mentalisierungsmöglichkeiten in dieser Situation zu prüfen und sich mit deren Hilfe für die Patient:innen das passende therapeutische Angebot zu überlegen. In der KBT steht Therapeut:innen zur Wahrung bzw. Wiedererlangung ihrer eigenen Mentalisierungsfähigkeit sicherlich zuallererst die Körperwahrnehmung als vertrauter Zugang zur Selbst-Findung zur Verfügung. Auch auf Patient:innen-Seite kann die Hinlenkung der Wahrnehmung auf das Körpererleben (im Sinne der Basis des Mentalisierens) Sicherheit im Körper-Modus vermitteln. Wichtigste Aufgabe der Therapeut:innen ist es, den Einbruch des Mentalisierens zu erkennen und aus den prämentalistischen Modi herauszuführen. Meist reagieren Patient:innen, wenn sie ein Angebot im Äquivalenz-Modus erleben, rasch irritiert, aufgewühlt oder in heftigen Affekten. Dementsprechend fällt Therapeut:innen dieser Modus rascher auf, sie können also im guten Sinne auch schneller korrigierend eingreifen, indem sie das Geschehene für ihre Patient:innen mentalisieren und so die Affektregulation in der Beziehung übernehmen. Anders verhält es sich bei Patient:innen, die sich vorrangig im Als-ob-Modus befinden. In diesem Fall ist die Affektivität geringer, wodurch auch leichter übersehen werden kann, was sie nun eigentlich bräuchten. Denn so, wie Bindungspersonen kleiner Kinder immer wieder die Aufgabe zukommt, eine (passende) Verbindung zwischen Fantasie und Realität herzustellen, braucht es auch auf therapeutischer Seite die Fähigkeit, Patient:innen an ihre Empfindungen heranzuführen, statt sie in der Als-ob-Situation verharren zu lassen. Mentalisierungsfördernde Therapien müssen daher ähnliche Voraussetzungen zur Verfügung stellen wie in gelingender frühkindlicher Entwicklung: Patient:innen werden im Äquivalenz-Modus abgeholt und bei der Affektregulierung unterstützt. Weiters finden sie in Angeboten wie auch in der therapeutischen Beziehung Möglichkeiten, im Als-ob-Modus wichtige mentalisierungsförderliche Komponenten zu üben. Schließlich geht es um die Integration dieser beiden Modi, wozu die Therapeut:innen verhelfen, indem sie immer wieder den Wechsel zwischen diesen beiden prämentalistischen Modi anregen.

Die KBT bietet durch den leibnahen Zugang, die Arbeit entlang des Phänomens sowie die Entwicklung der Symbolisierungsfähigkeit hervorragende Möglichkeiten, Mentalisieren zu fördern, und kann in diesem Sinne als ***mentalisierungsfördernde Methode*** *bezeichnet werden. Für den Moment verstehen wir Symbolisierungsfähigkeit (wie wir sie in der KBT verstehen) als eine allumfassende, basale menschliche Funktion, wohingegen das Mentalisieren eine spezifischere Fähigkeit im Sinne einer deutlich definierten, psychologischen Funktion darstellt. Das Symbolisieren (als ständige geistige Tätigkeit) ist somit Grundvoraussetzung und Baustein der Entwicklung der Mentalisierungsfähigkeit, wobei beide im Leiberleben ihren Ursprung finden.*

Die Forschung der nächsten Jahre wird es zur Aufgabe haben, diese beiden Begriffe noch enger aufeinander zu beziehen.

In der Falldarstellung (siehe Kapitel 3.3) wird illustriert, wie wichtig gerade in leibnahen Angeboten die Beachtung der Mentalisierungsmöglichkeiten einer Person für die therapeutische Arbeit mit der KBT ist.

3 Anwendungen in der Praxis

> „Nichts ist theoretischer als eine gute Praxis."
> Sylvia Keil & Wolfgang Keil (2023)

> „Worte aber erhellen nicht nur, sie können auch verhüllen. Wirkliche Einsicht in diese Arbeitsweise – das möchte ich Ihnen mit Nachdruck sagen – vermittelt nur das eigene Üben."
> Helmuth Stolze (1960)

Viele Menschen erinnern ihre ersten Begegnungen mit der KBT (in Selbsterfahrung, Psychotherapie oder Supervision) sehr eindrücklich und lebendig, manche sprechen von sogenannten „Aha-Erlebnissen" (Stern 2005), die sie in der leiborientierten psychotherapeutischen Arbeit erfahren. Diese Erfahrungen werden zumeist in dem Teil der KBT-Stunde gesammelt, den wir „das Angebot" nennen. Im letzten Teil des Buches werden Möglichkeiten und Formen dieses Angebotes nun genauer definiert und exemplarisch beschrieben, dafür notwendiges Arbeitsmaterial wird vorgestellt, das psychotherapeutische Potenzial des Angebots über die Verbindung mit der Theorie erläutert und schließlich durch Einblicke in Einzel- und Gruppentherapien praktisch veranschaulicht.

3.1 Das „Angebot" in der KBT

Sandra Anders

Das Angebot lässt sich als zentrales und spezifisches Wirkelement der KBT verstehen. Für Außenstehende wirkt das, was während eines Angebots in der Therapiestunde passiert, als eine Art Erkennungsmerkmal („Da sind wir alle gegangen und haben unsere Füße gespürt"). Gemeint sind dabei jene Momente, in denen die Therapeut:innen anbieten, von der Ebene der Kommunikation im sprachlichen Austausch (Sprachhandlung) in Bewegung im Raum und damit in sensomotorisches Handeln zu kommen, in dem die Wahrnehmung des Raumes, der weiteren Umgebung und der eigenen Person in ihrer momentanen Befindlichkeit mit gleichschwebender (konzentrativer) Aufmerksamkeit zwischen innerem Erleben und äußerem Tun angeregt wird.

Von außen betrachtet erkennen KBT-Erfahrende das Angebot also am einfachsten daran, dass es der Teil der Stunde ist, in dem sie angeleitet werden, etwas wahrzunehmen, sich zu bewegen, ihr Liegen, Sitzen, Stehen oder Gehen zu erproben, Gegenstände einzubeziehen und vieles mehr. Pointiert lässt sich sagen: Angebot ist immer dann, wenn gerade nicht auf zwei Sesseln sitzend gesprochen wird. Allerdings ist diese Verkürzung insofern unzulässig, als dass sie über das äußerlich Sichtbare eine Beschreibung versucht, doch geht es in der KBT weniger um das von außen Sichtbare, also den Körper, sondern vielmehr um das innerlich Erlebbare, also das Körpererleben. Angebote in der KBT beinhalten demnach immer eine Einladung zum Körpererleben, und dieses kann auch im Sitzen während des Sprechens erfolgen. Das wichtigste „Hilfsmittel" stellt dabei die oben beschriebene konzentrative Haltung dar, also ein Zustand von offener Erfahrbereitschaft, in dem die Wahrnehmung jeweils auf einen speziellen Aspekt des Körpererlebens gerichtet und zugleich mit den dabei auftauchenden Gefühlen, Gedanken und Assoziationen abgeglichen wird:

- der Körper in seiner Beschaffenheit
- die Funktionsweise des Körpers
- die körperlichen Bewegungsmöglichkeiten
- das Körpererleben in Ruhe und in Bewegung
- das Körpererleben in emotionaler Bewegtheit
- das Körpererleben im Kontakt mit sich selbst, mit der gegenständlichen Welt und mit anderen Menschen

3.1.1 Phasen des Angebots

Betrachtet man das KBT-Angebot genauer, lassen sich im Sinne einer modellhaften Konzeptionierung typischerweise drei Phasen beschreiben (Anders 2022). Abbildung 11 zeigt diese drei Phasen im Überblick.

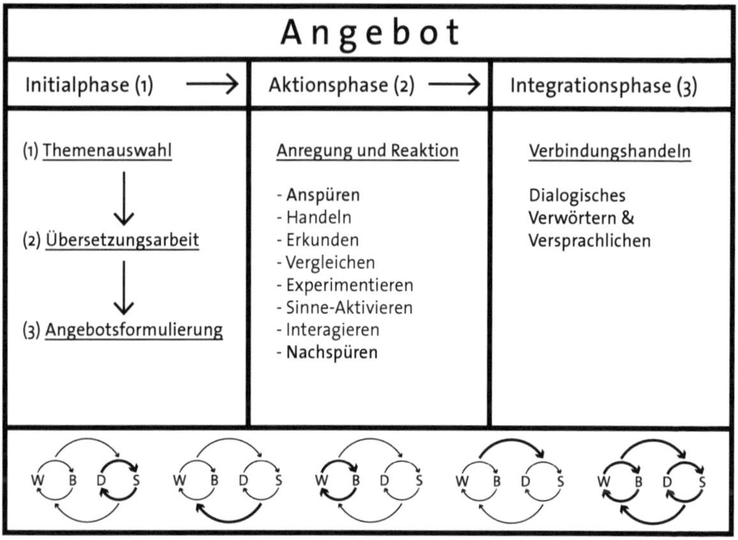

Abb. 11: Dreiphasiges Modell zum KBT-Angebot (Anders 2022)

Initialphase

Das Angebot beginnt meist zu einem Zeitpunkt, wo Patient:in und Therapeut:in einander gegenübersitzen. Die Initialphase wirkt auf Patient:innenseite wie das, was man mit der Bezeichnung „therapeutisches Gespräch“ beschreiben könnte: Patient:innen können von sich, ihrem Leben und Leiden erzählen, sie präsentieren sich und ihre Befindlichkeit in der ihnen eigenen Art und Weise (verbal und szenisch), bringen (bewusst und unbewusst) Themen auf und ins therapeutische Gespräch ein, formulieren (oder verbergen auch) ihre Fragen und Anliegen. Auf Therapeut:innenseite kommt es währenddessen zu einer dreiteiligen Handlungsabfolge: Die Therapeut:in nimmt alle bei der Patient:in wahrgenommenen Phänomene sowie ihre eigenen Reaktionen darauf (Gedanken, Gefühle, Einschätzungen) in einer Haltung der gleichschwebenden Aufmerksamkeit wahr. Vor dem Hintergrund ihres Wissens, ihrer Erfahrungen und ihrer Fähigkeiten wählt sie ein Thema aus, das ihr aktuell am fruchtbarsten in Bezug auf die Situation und das Therapieziel erscheint, um es als Nächstes mit der Patient:in zu bearbeiten. Ist das Thema erst einmal gewählt, übersetzt die KBT-Therapeut:in „es in einem kreativen Akt in ‚ihr' Angebot" (Anders 2022, S. 75). Sie bringt mithilfe ihrer „Übersetzungskompetenz" das Problem oder das bedeutsame Thema der Patient:in auf die leibliche und szenische Ebene und macht es dort einer Bearbeitung zugänglich. Diese Phase mündet in der Ausformulierung des Angebots, was auf Patient:innenseite wiederum als Beginn von etwas anderem als dem therapeutischen Gespräch erkannt wird. „Mit der sprachlichen Anleitung des Angebots leitet die Therapeutin gleichzeitig den Überstieg vom verbalen in den kinästhetischen Gestaltkreis ein und verschiebt damit die Ebene des Zugangs zur Bearbeitung des (selben) Themas" (ebd.) für sich und die Patientin.

Aktionsphase

Nun „passiert etwas" im Therapieraum: Da die Therapeut:in Anregungen zum Wahrnehmen, Bewegen, Gestalten und Interagieren gibt, kommt die Patient:in oft vom Sitzen in eine andere Lage (Gehen, Stehen, Liegen etc.), an einen anderen Platz im Raum (Boden, Wand etc.), in eine andere Haltung (ausgestreckt, zusammengerollt etc.), in Bewegung oder in Kontakt mit Gegenständen und der Therapeut:in. Die Therapeut:in stellt sich dabei in ihrer eigenen Körperlichkeit und mit allem, was sie im Laufe ihrer Ausbildung und der daraus abgeleiteten therapeutischen Identität anbieten kann, für leibhaftige Begegnung zur Verfügung. Der Schwerpunkt liegt nun für die Patient:innen in der Wahrnehmung dessen, was sie erleben, wenn sie im Therapieraum ins Handeln und Erkunden kommen, Erlebtes vergleichen, damit experimentieren, ihre Sinne aktivieren und mit der Therapeut:in interagieren. Das Denken und Sprechen tritt während dieser Aktionsphase zugunsten von Wahrnehmen und Bewegen in den Hintergrund. Auch in dieser Phase werden hin und wieder Worte ausgetauscht. Doch der Schwerpunkt soll im Körpererleben und in leiblichen Ausdrucksformen liegen.

Integrationsphase
Schließlich geht es in der letzten Phase darum, das Erlebte ins Wort zu bringen (benanntes Erleben), gemeinsam darüber nachzudenken und so die leibliche Erfahrung an das ursprüngliche therapeutische Thema anzubinden und als neue Erfahrung zu integrieren. Therapeut:in und Patient:in tauschen sich also über das Erlebte aus und verknüpfen es mit relevanten Aspekten aus der Lebens-, Beziehungs- oder Krankengeschichte der Patient:in.

Wichtig zu erwähnen ist, dass KBT nicht nur im Angebot passiert. KBT meint – in einem weiter gedachten Verständnis – den gleichwertigen Einbezug des Körpererlebens neben szenischem und verbalem Erleben ins gesamte therapeutische Geschehen. Somit ist nicht nur die reale Berührung Ausdruck KBT-therapeutischen Handelns, sondern dieses beginnt schon dort, wo KBT-Therapeut:innen mit Worten das Körpererleben der Patient:innen durch „Wort-Hände“[8] berühren: „Was können Sie jetzt im Moment körperlich von sich wahrnehmen, wenn Sie so sprechen? Was spüren Sie gerade?“

Angebote werden immer aktuell in der therapeutischen Szene entwickelt: entlang der Phänomene, basierend auf diagnostischen, methodischen Überlegungen unter Einbezug von Übertragung und Gegenübertragung und abgestimmt auf den Zeitpunkt innerhalb des therapeutischen Prozesses. Die wahrnehmungs- und bewegungsorientierten Grundpfeiler der KBT (siehe Kapitel 1.1, 1.2) widersprechen per se einem manualisierten Vorgehen. Dementsprechend eignen sich KBT-Therapeut:innen im Zuge ihrer theoretischen und selbsterfahrenden Ausbildung ein spezielles Verständnis vom Menschen und seinen Entwicklungsmöglichkeiten zwischen gesund und krank an. Dieses auf der Bedeutsamkeit von verinnerlichten Erfahrungen mit sich und anderen basierende Menschenbild ist die steuernde Basis der professionellen Identität handelnder KBT-Therapeut:innen und vor diesem Hintergrund können KBT-Therapeut:innen theoriegeleitet

8 Ein Arbeitsbegriff, der durch Almuth Mezgolich geprägt wurde (persönliche Erinnerung Markus Hochgerner).

und kreativ individuelle, situativ hilfreiche Angebote im Therapieprozess entwickeln und begleiten.

3.1.2 Das Angebot vor verschiedenen theoretischen Hintergründen verstanden

Alle im ersten Kapitel beschriebenen theoretischen Wurzeln der KBT liefern wichtige Verständnisbausteine für das komplexe Geschehen während eines KBT-Angebots und für dessen facettenreiche Wirkweisen. Einige mögliche unterschiedliche Lesarten werden kurz wiedergegeben, um das Verständnis des Angebots theoretisch zu festigen.

Aus der **Gestaltkreislehre** heraus leitet die Therapeut:in im Angebot an, vom Sprechen ins Handeln zu kommen, und lenkt die Aufmerksamkeit der Patient:innen auf deren Wahrnehmung. Durch diese Betonung der Wahrnehmung führt die Therapeut:in die Patient:in vom verbalen in den averbalen Gestaltkreis, lenkt deren Aufmerksamkeit auf ihr Körpererleben in Ruhe oder in Bewegung, im Liegen, Sitzen, Stehen, Gehen, beim Berühren oder Berührt-Werden (durch Gegenstände, die Therapeutin oder den umgebenden Raum) und schafft dadurch neue Erkenntnismöglichkeiten. Durch die Verbindung der neuen Erfahrungen kommt es zum Anschluss an den verbalen Gestaltkreis und so zu einem vertieften Begreifen von sich und der Welt in allen körperlichen, emotionalen und gedanklichen Aspekten.

Entlang der Beschreibungen Jean Piagets zur **sensomotorischen Phase** als Basis aller kognitiven Fähigkeiten schließen wir im KBT-Angebot an diese Erkenntnis an, wenn wir das aktuelle Thema von Patient:innen auf der leiblichen Ebene konkret erfahrbar machen. Dadurch wird das Wechselspiel von Assimilation und Akkommodation (an dem die Person auf der „höheren“ geistigen Ebene unter Umständen gerade scheitert) auf der lebensgeschichtlich frühesten sensomotorischen Ebene angeregt. Die Person kann diese Regungen ganz konkret leiblich wahrnehmen, ihnen nachgehen und im Probehandeln ihre Schemata des Umgangs differenzieren und erweitern.

Psychodynamisch gedacht, werden während des Angebots durch die bewussten Bewegungen unbewusste Anteile in den Patient:innen aus dem impliziten Gedächtnis assoziativ gehoben und so der Bearbeitung zugänglicher. Das Angebot kann in dieser Lesart auch als Deutung verstanden werden, welche Leibassoziationen hervorbringt, sodass Vorbewusstes bewusstseinszugänglich und psychodynamisch-hermeneutisch bearbeitbar wird. Dem psychodynamischen Denkmodell folgend werden also durch die Übertragung des psychischen Themas auf die Leib-Erfahrens-Ebene Zugänge zu unbewussten psychischen Repräsentanzen (auch dem Körperbild) geschaffen, so intrapsychische Konflikte leiblich erfahr- und bearbeitbar gemacht bzw. strukturelle Fähigkeiten erweitert.

Aus der **philosophischen Sicht** Susanne Langers gesehen, beschreibt das Angebot jene Formen der therapeutischen Arbeit, in denen Patient:innen (von der Therapeut:in aktiv angeleitet) mittels präsentativer Symbolisierung (Wahrnehmung, Bewegung, szenisches Erleben, Gestaltung etc.) Ausdruck für ihr Erleben suchen, dabei neue Eindrücke gewinnen und symbolbildend tätig sein können. Diese Eindrücke werden im therapeutischen Gespräch miteinander an die diskursive Symbolisierung (Sprache) angebunden. Das Gleiten zwischen den unterschiedlichen Symbolisierungsebenen (im körperlichen, szenischen und verbalen Erleben) führt zu einer Verbesserung der Symbolisierungsfähigkeit.

Die Aneignung und die Verflechtung dieser Theorien verbunden mit der methodischen Selbsterfahrung bilden in KBT-Therapeut:innen ein elastisches Wissens- und Erfahrungsnetz, mit dessen Hilfe sie befähigt werden, Angebote kreativ und selbstständig zu entwickeln und dadurch den therapeutischen Prozess zu gestalten. In den Kapiteln 3.3 und 3.4 wird das therapeutische Vorgehen im Rahmen von Einzel- sowie Gruppenprozessen exemplarisch illustriert.

3.1.3 Das Angebot als psychotherapeutischer Wirkfaktor

Innerhalb des psychodynamischen Clusters wird therapeutische Veränderung auf der Basis zweier zentraler Wirkprinzipien beschrieben: Zum einen führt Einsicht in unbewusste Wünsche, Konflikte, Ängste etc. zu einer Umstimmung im Seelenleben (Grawe 1994), zum anderen setzen korrigierende emotionale Erfahrungen Veränderungsprozesse in Gang (Dornes 1997). Diese beiden Prinzipien werden in der KBT selbstverständlich – wie in allen anderen psychodynamischen Verfahren auch – durch das Gespräch und die therapeutische Beziehung realisiert. Sie erfahren darüber hinaus gerade im KBT-Angebot vielfältige Entfaltungsmöglichkeiten: **Das Prinzip der Einsicht** lässt sich im Angebot auch leiblich verstehen – Einsicht durch Körpererleben. Im „durchdringenden Begreifen" auf leiblicher, emotionaler und kognitiver Ebene vertieft sich das Verständnis für innere wie äußere Bewegung, für innere Vorgänge und äußeres Vorgehen.

Beispiel: Eine langjährig anorektische Patientin leidet unter der Belastung, als die sie sich mittlerweile für ihr gesamtes Umfeld erlebt. Die Ideen, wie sie sich von anderen Menschen Unterstützung holen könne, lösen starke Schamgefühle aus, sodass sie alles abschmettern muss. Die Therapeutin bietet ihr dennoch an, leiblich zu üben, wie es ist, wenn man sich von jemand anderem Unterstützung holt. Dazu setzt sie sich an die Wand gelehnt auf den Boden. Schließlich bietet sie der Patientin an, sich mit dem Rücken zu ihr vor sie zu setzen und sich langsam zurückzulehnen. Es vergehen einige Minuten, die Therapeutin will die Patientin ermutigen und unterstützen. Das Ergebnis ist, dass sich die Patientin unter viel Mühe nach hinten lehnt, die Therapeutin dabei jedoch nur ganz leicht berührt. Diese will ihr entgegenkommen (die Szene der Patientin entfaltet sich mittlerweile vollends in diesem Angebot!), beugt sich also von der Wand vor und gerät in eine ebenso angestrengte Haltung. Durch die Reflexion des Geschehens wird der Patientin klar, dass sie es anderen in ihrer bemühten Zurückhaltung oft erst richtig schwer macht. Diese Einsicht gibt ihr Mut und sie möchte es „jetzt noch einmal anders" ausprobieren. Dies führt zum **Prinzip der korrigierenden emotionalen Erfahrung, das sich auch im Körpererleben findet,** indem bisher immer gleich Erlebtes neu erfahren werden kann. Ein Beispiel: Ein sehr zurückhaltender und vorsichtiger Patient wagt im Laufe des therapeutischen Prozesses immer wieder Angebote zum leiblichen Dialog mit der Therapeutin. Nach viel Üben und

Experimentieren gelingt ihm schließlich einmal eine offene, entspannte Haltung, in der er viel Gewicht an die Therapeutin, die hinter ihm steht und ihn hält, abgeben kann. Der Patient versteht es ebenso wie die Therapeutin als bedeutsame Errungenschaft in seinem Leben, als er erklärt: „Vor einem Jahr hätte ich mich nicht so an Sie lehnen können, aber jetzt ist es richtig entlastend." Doch die korrigierende Erfahrung bezieht sich nicht bloß auf den aktuellen zwischenmenschlichen und zwischenleiblichen Kontakt, sondern auch auf das Körper- und Selbsterleben. Die korrigierende Erfahrung enthält also nicht nur die Information „Man kann anderen Menschen vertrauen", sondern auch die Erfahrung „Ich kann mich anderen Menschen anvertrauen". Diese leiblich erlebten Erfahrungen können in weiterer Folge im Körperbild verinnerlicht werden.

3.2 Die Arbeitsmaterialien in der KBT

Sandra Anders

Wie bereits erwähnt, kommen in der KBT relevante Umgebungsfaktoren zum Tragen, auf die hier kurz eingegangen wird. Für nähere Ausführungen empfehlen sich die Bücher von Christine Gräff (2000), Markus Hochgerner (2015) und Karin Schreiber-Willnow (2016).

Eine Besonderheit im Vergleich zu manch anderen Psychotherapiemethoden findet sich ganz unten am Körper: an den Füßen. Denn KBT-Räume werden vorzugsweise frei von Straßenschuhen gehalten. So wird das Hygienebedürfnis auch bei bodennahen Angeboten (im Liegen) nicht verletzt und die Füße der Patient:innen sind stets erfahrbereit.

Der Therapieraum sollte genügend freie Wände zur Verfügung stellen, an denen Angebote von beispielsweise Sich-Anlehnen, Sich-Abrollen (z.B. von links nach rechts oder mit einem Ball dazwischen) und Sich-Wegdrücken bedenkenlos ausprobiert werden können. Auch sind die Räume meist so gestaltet, dass sie einen gesicherten, robusten Bereich (nichts Kostbares, Zerbrechliches oder Gefährliches in der Nähe) für kraftvolles Ballspiel und dynamische Formen der Begegnung und Interaktion zur Verfügung stellen.

Gegenstände sind ein fixer Bestandteil der KBT-Arbeit. So individuell und einzigartig diese Sammlung in jeder Praxis ausfällt, so gibt es doch eine Art Basisausstattung (Hochgerner 2015) bewährter Gegenstände (siehe Abbildung 12), die überall zu finden sind:

- Decken und Tücher,
- Seile und Holzstäbe,
- Bälle und Kugeln,
- Sandsäckchen und darüber hinaus auch
- Naturmaterialien wie Steine, Zweige, Muscheln, Schwemmholz, Federn etc.

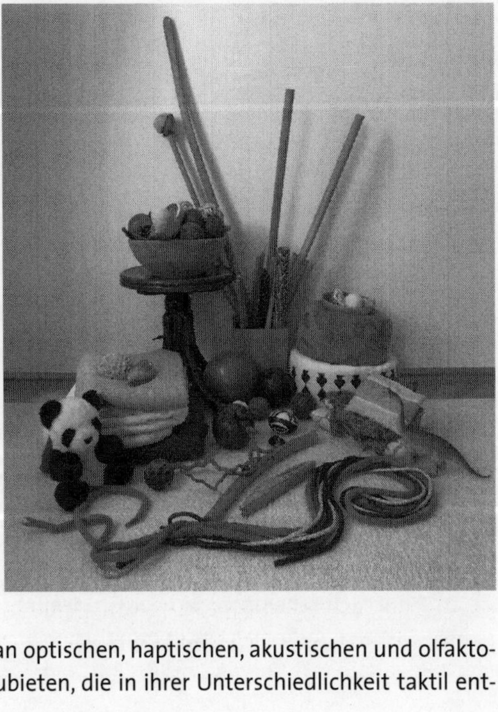

Abb. 12: KBT-Material

Zweck ist, eine Vielfalt an optischen, haptischen, akustischen und olfaktorischen Qualitäten anzubieten, die in ihrer Unterschiedlichkeit taktil entdeckt werden können (runde und scharfe Steine, glatte und raue Stoffe, große und kleine Hölzer, harte und weiche Bälle, kalter Stab und warmes Säckchen etc.). Die meisten dieser Gegenstände sind bewusst abstrakt gehalten, um im Umgang damit den Assoziationsraum weit zu öffnen. Daneben gibt es aber auch sehr konkrete Gegenstände wie Figuren, Tiere und Puppen sowie Zier-, Gebrauchs- oder Haushaltsgegenstände, die vermehrt für szenisches Gestalten und vielfältige Assoziationen zur Verwendung kommen („Der große Clown passt hervorragend für meinen Onkel, der immer schon witzig war, und dieses Ameisentier daneben, das ist seine Frau, meine Tante. Die hat immer geputzt und getragen, so wie Ameisen halt andauernd etwas herumschleppen. Die ist auch nicht so lustig. Die Buddha-Figur steht für meinen anderen Onkel. Der ist weder fleißig noch lustig, sondern eher in sich gekehrt. Ein bisserl fad halt." oder „Das ist eine Holzzwinge. Mein Vater war Tischler, und so wie die Zwinge war er auch.").

Hochgerner (2015) und Schreiber-Willnow (2016) nennen verschiedene Arten, auf die Gegenstände in der KBT Verwendung finden. Zuallererst kann jeder Gegenstand als sogenanntes **Realobjekt** durch Berührung sinnlich erfahren und ganzheitlich begriffen („Wie ist die Oberfläche des Steins beschaffen?") sowie praktisch genutzt werden („Sie können sich mit der Decke auch be-decken"). Im Umgang mit den Gegenständen werden oft assoziativ Empfindungen oder Erinnerungen an ähnliche reale Kontakte („Als Kind saß ich oft am Fluss und probierte hunderte Steine aus") oder an symbolische Erfahrungen („Der Stein kommt mir so kalt und hart vor, wie ich meinen Vater immer erlebt habe") geweckt. Auch auf der gestaltenden Ebene bieten KBT-Materialien eine Fülle an Möglichkeiten: Durch die **symbolische Besetzung von Gegenständen** („Suchen Sie sich für jedes Ihrer Geschwister einen Gegenstand aus und setzen Sie sie alle auf dem Boden zueinander in Bezug") kann die innere Bühne von Patient:innen sichtbar und so an der nach außen gebrachten Szene handhabbar beziehungsweise (probehalber) spielerisch veränderbar werden. Gerade im Kontakt mit anderen Menschen (Therapeut:in oder Gruppenmitglieder) können Gegenstände wichtige Aufgaben in der (physischen wie emotionalen) Nähe-Distanz-Regulation als **Verbindungsgegenstand** übernehmen: Patient:innen können über die Kommunikation durch einen Stab miteinander in Kontakt, nicht jedoch in körperliche Berührung kommen. Sie können sich Rücken an Rücken sitzend, mit einem Ball zwischen ihren Rücken, gegenseitig wahrnehmen und miteinander in Bewegung kommen. Dabei wird der Ball zwischen ihnen als **Intermediärobjekt** zum trennenden und verbindenden Element gleichzeitig. Auch die entwicklungsförderliche Funktion eines **Übergangsobjektes** können die KBT-Gegenstände übernehmen. Einmal mit einer wichtigen, nährenden, sichernden Qualität (durch die Erinnerung an die Erfahrung mit der anderen Person) besetzt, kann dieser spezielle Gegenstand für schwierige Situationen mit meist stärkender und beruhigender Wirkung nach Hause mitgegeben werden und so helfen, die Zeit bis zur nächsten Stunde bzw. in einer Krise leichter zu überbrücken.

Erwähnt sei an dieser Stelle auch der aktive Einbezug des Therapieraumes in die therapeutische Arbeit: Die tragende Funktion des Bodens, die haltgebenden Möglichkeiten der Wände, die Begrenzung und die Weite des Raumes werden ebenfalls durch die konzentrative Haltung erspürt und für das Erleben der wichtigen menschlichen psychomotorischen Entwicklungslinie vom Liegen ins Sitzen und ins Stehen genutzt. Patient:innen, denen im Leben gerade sprichwörtlich der Boden unter den Füßen weggezogen wird, profitieren von der realen Erfahrung des tragenden Untergrunds. Menschen, in deren Leben eine Stütze weggebrochen ist, können sich dieser wichtigen Hintergrunderfahrung an der Wand des Therapieraumes leiblich vergewissern und sich gleichzeitig daran wieder aufrichten. Auch mit der Grenze des Raumes und den eigenleiblichen Möglichkeiten darin wird nicht nur im übertragenen Sinn, sondern auch im realen Erleben gearbeitet.

Auf die diagnostisch abgestimmte Verwendung von Gegenständen (Hochgerner 2007, 2015) wurde bereits in Kapitel 2.2.4 eingegangen.

3.3 KBT in der Einzeltherapie: eine Falldarstellung

Sandra Anders

Im Folgenden berichte ich aus einem mehrjährigen Einzeltherapieprozess.[9] Der Schwerpunkt in der Darstellung liegt dabei nicht auf der Schilderung des gesamten Therapieverlaufs, sondern Ziel ist es, ein greifbares Bild von der Arbeitsweise der KBT und ihren Möglichkeiten zu vermitteln. Nach einer kurzen Einleitung zur Vorstellung der Patientin werden wichtige Themen ihres Heilungsprozesses sowie deren therapeutische Bearbeitung exemplarisch dargestellt. Die künstliche Trennung dieser Themen ist dem didaktischen Zugang geschuldet und muss, um der Realität gerecht zu werden, als komplexes Ineinandergreifen der einzelnen Entwicklungsaspekte verstanden werden. Damit sich interessierte Leser:innen ein Bild von der KBT-typischen Arbeitsweise machen können, werden hierbei vor allem die erlebensbezogenen Teile der Therapiestunden, also die KBT-Angebote (und weniger die damit gleichzeitig verbundenen unabdingbaren und gleichberechtigt verwendeten verbalisierenden Prozesse), geschildert. Wichtig zu erwähnen ist weiters, dass die einzelnen Themen nicht (wie die Darstellung vielleicht suggeriert) „der Reihe nach abgearbeitet" wurden, sondern im Therapieverlauf immer wieder auftauchten und demzufolge mehrmals und in unterschiedlicher Weise im KBT-Angebot aufgegriffen und zur Bearbeitung gebracht wurden. Die aus der Sicht der Therapeutin beschriebene KBT-Arbeit stellt also eine Verdichtung zugunsten der An-

9 An dieser Stelle möchte ich Frau M. herzlich für ihre Unterstützung danken. Sie gab ihr Einverständnis, Auszüge aus ihrem persönlichen Therapieprozess zu publizieren und arbeitete mit mir gemeinsam an einer passenden Anonymisierung. Sie las während des Schreibprozesses zweimal den Text und stellte mir ihre Sicht darauf zur Verfügung, indem sie mir wertvolle Rückmeldungen gab, ob sie sich und ihre Erfahrungen darin auch entsprechend dargestellt wiederfinden kann. Dabei stellte sie sich auch einer gewissen inneren Aufwühlung, die das Lesen des Textes hervorrief. Diese konnten wir für die Reflexion ihrer persönlichen Entwicklung im Therapieprozess nutzen.

schaulichkeit dar, in der die nicht wegzudenkende „Entwicklung zwischen den Stunden“ unsichtbar bleiben muss.

Einleitung

Frau M., eine 30-jährige Patientin, sucht wegen Ängsten, Depressionen und dem Wiederaufflammen einer in der Pubertät erstmals manifestierten Essstörung psychotherapeutische Unterstützung. Symptomatisch zeigt sich eine hohe Belastung durch Somatisierung (Rücken- und Unterleibsschmerzen) und Dissoziationen (Depersonalisation) als Folge einer komplexen Traumatisierung (kontinuierliche innerfamiliäre psychische und physische Gewalterfahrungen sowie vereinzelte sexualisierte Grenzüberschreitungen in der Kindheit). Ihre Eltern hat Frau M. während ihrer gesamten Kindheit hinweg als psychisch belastet erlebt. Zu ihren beiden älteren Halbbrüdern väterlicherseits gelang kein verbindlicher Beziehungsaufbau, wohingegen eine in der Nachbarschaft lebende Cousine viel Zeit mit der Patientin verbrachte, sich als ältere von beiden auch immer wieder um sie kümmerte und nun als Erwachsene für die Patientin die Rolle einer Zeugin für die kindliche Situation innehat. Die Herkunftsfamilie stellt dennoch aufgrund der Gewalttätigkeit in der Vergangenheit eine konstante Belastung im Erleben der Patientin dar.

Zum Zeitpunkt des Therapiebeginns befindet sich die Patientin in einer für sie stark belastenden Beziehung mit einem gleichaltrigen Mann, den sie als emotional unerreichbar und gleichzeitig bedrohlich wahrnimmt. Die ständig scheiternde Nähe-Distanz-Regulierung mündet regelmäßig in heftigen Konflikten, in denen die körperlichen Grenzen nur mit viel Mühe gewahrt werden können. Da, wo es keine sicheren Grenzen gibt, dient Streiten der Abgrenzung bei zugleich gefühlt hoher, negativ aufgeladener Bezogenheit. Dementsprechend formuliert Frau M. neben dem Rückgang ihrer Symptome als Therapieziele, Nähe besser aushalten zu können und seltener Streit zu beginnen, denn sie wünsche sich einen liebevolleren und solidarischen Umgang in einer Liebesbeziehung.

Frau M. studiert Publizistik und arbeitet für ihren Lebensunterhalt halbtags im journalistischen Bereich. Darüber hinaus engagiert sie sich ehrenamtlich in einer Non-Profit-Organisation, was verstärkt durch die mangelnde Fähigkeit zur Abgrenzung oft zu Überlastung im Alltag führt. In ihrem Privatleben spielt ihr gesellschaftspolitisches Engagement eine große Rolle und bettet sie in einen großen Kreis von Menschen mit ähnlichen Interessen ein, die es gut mit ihr meinen. Dennoch hat Frau M. zu Beginn der Therapie (aufgrund ihrer Selbstwert- und Vertrauensproblematik) kaum Zugriff auf diese zwischenmenschlichen Ressourcen. Dafür kann sie durch die Zuwendung zu ihrem Kater, das Naturerleben und ihren sozialen Blick auf die Welt Kraft schöpfen.

In der Therapieplanung liegt die Akzentuierung auf der strukturellen Ebene vorrangig im Bereich der Steuerung und Bindung: Frau M. ist übermäßig stark mit der (Über-)Steuerung von Affekten und Impulsen beschäftigt und hat durch die zurückgenommene Affektivität teilweise auch Probleme, sich selbst hinreichend sicher zu verstehen. Die Aufrechterhaltung des Selbstwertes ist unter Druck instabil. Vor allem in nahen Beziehungen fällt es ihr nicht immer leicht, ihre eigenen Interessen angesichts der Wünsche und Bedürfnisse anderer aufrechtzuerhalten, auszudrücken und ihre Grenzen zu wahren. Frau M. tut sich schwer damit, sich selbst zu versorgen, sich zu trösten, sich zu beruhigen, für sich einzutreten oder auch Hilfe anzunehmen (Mangel positiver Selbst- und Objektrepräsentanzen). Vor allem das Lösen von Bindungen und das Abschiednehmen machen ihr große Angst und werden weitgehend vermieden. Auf der OPD-Konfliktachse zeigen sich deutlich ein Individuations-Abhängigkeits-Konflikt (passiver Modus) und eine Akzentuierung des Selbstwertkonflikts (ebenfalls im passiven Modus). Frau M. steht im starken inneren Spannungsfeld zwischen einer fast unaushaltbaren Sehnsucht nach sehr nahen Beziehungen einerseits und großer Angst vor dem absoluten Verlust ihrer Autonomie in Beziehungen andererseits (Individuationspol). Die Qualitäten von Alleinsein-Können und Zusammensein-Können erscheinen ihr als unlösbarer Konflikt und nicht miteinander zu vereinbaren. Spürt Frau M. ihre (gesunden) Wünsche nach Zuwendung, verarbeitet sie diese oft schamhaft („Mich kann eh keiner mögen!"). Deshalb wehrt sie die Sehnsucht oft angestrengt ab („Ich brauche niemanden!"), was wiederum zu Zuständen großer Anspannung, Traurigkeit und Leere führt. In der real erlebten Nähe (vor allem in Beziehungen zu Männern) entwickelt sie massive Ängste und auch Aggression. An dieser Stelle fließt die Konfliktproblematik mit den traumatisierenden Erfahrungen der Patientin zusammen.

In der Gegenübertragung zeigt sich mir der Individuations-Abhängigkeits-Konflikt vor allem zu Beginn der Therapie auf therapeutischer Seite deutlich in übergroßem Verantwortungsgefühl und im Bestreben, die Patientin gut zu „halten" (Ich „behalte" die Patientin stets in meinen Gedanken, biete rasch Zusatzstunden an und es fällt mir schwer, die Stunden pünktlich zu beenden). Als es der Patientin zunehmend gelingt, ihren Wunsch nach Nähe als Teil von sich selbst zu tolerieren und in ihre Beziehungen einzubringen, lassen die Gegenübertragungsgefühle nach. Die Reflexion dieses Gegenübertragungsgeschehens fließt in viele der Angebote (vor allem zur Arbeit in und an der Nähe sowie zur Abgrenzungsfähigkeit) ein, die im Folgenden beschrieben werden.

Ausgewählte Therapiethemen zur Veranschaulichung der KBT

Den Weg vom Misstrauen zum Vertrauen gehen

Phänomenologisch am auffälligsten ist zu Beginn die spürbare Ambivalenz zwischen Hilfsbedürftigkeit und Bedrohungsgefühl, die ich als Ausdruck von Frau M.s Bindungstraumatisierung verstehe (versorgende Erfahrungen mit der schwachen Mutter, die sie nicht schützen kann vor den übergriffigen Erfahrungen mit dem bedrohlichen Vater). Frau M. wirkt in ihrer Körperhaltung, ihrem Blickverhalten und ihrem Sprechen sehr vorsichtig dahingehend, etwas von sich preiszugeben oder ihre persönlichen Empfindungen mitzuteilen. Großes Misstrauen vor dem Hintergrund manipulativ-übergriffiger früher Bindungs- und Beziehungserfahrungen zeigt sich auf allen Ebenen: mir und der Therapie gegenüber ebenso wie den ihr wichtigen Menschen und vor allem auch sich selbst und ihrem Körpererleben gegenüber. Daher war vor allem in der ersten Therapiephase der behutsame Aufbau einer vertrauensvollen und als sicher erlebten therapeutischen Beziehung von großer Bedeutung. Fragen nach ihrem emotionalen Erleben („Wie geht es Ihnen? Was fühlen Sie?“) führten uns zu Beginn jedoch schnell gemeinsam auf das (gefühlte) Minenfeld ihres Lebens, auf dem es zuerst einmal einen sicheren Platz zu finden galt. Genau dies bot ich der Patientin an: „Suchen Sie sich einen sicheren Platz im Raum und gestalten Sie ihn nach Ihren Wünschen. Was braucht es an dem Platz, damit Sie sich sicher fühlen können?“ An diesem sicheren Platz (eine auf dem Boden ausgebreitete Decke vor der Wand, die ihr den Blick zur Türe freigab, umrandet von einem Seil, eingerichtet mit zwei Kissen für ein abgestütztes, bequemes Lehnen an der Wand) kann sich die Patientin zuallererst ein-finden, zu sich finden („Wie geht es mir hier?“), sich auf diesem Platz bewegen und schließlich auch langsam damit experimentieren, wie es ist, wenn sie ihn probehalber verlässt und auch wieder zurückkehren kann. Nachdem sie sich innerhalb dieses Platzes sicher fühlt, kann sie also ganz konkret erspüren, wie weit dieses Sicherheitsgefühl „geht“. Sie kann das Gehen im sicheren Bereich ebenso wie das sichere Weitergehen erproben. Im Laufe der Zeit gelingt durch weitere ähnliche Angebote der Aufbau eines stabilen Sicherheitsgefühls innerhalb der therapeutischen Beziehung, wodurch die Patientin auch nahen körperlichen Kontakt zulassen und als positiv (nährend) erleben kann. Diese neue Erfahrung kann sie wiederum beachtlich schnell in die sozialen Kontakte ihres Lebens integrieren und sich so auch dort mehr Sicherheit und Stabilität schaffen.

Bindungssicherheit im Leiberleben finden

Häufige Angebote zum Thema Bindungssicherheit waren solche zum Ankommen auf dem Boden (Körperwahrnehmung im Sitzen, Liegen oder Stehen), die Wahrnehmung des tragenden Grundes und der sicheren Basis („Wo ist etwas ruhig, gut, angenehm, sicher im Körper?“ Nehmen Sie mit den eigenen Händen Kontakt zu diesen Körperstellen auf“) oder auch das leibliche Ankommen bei mir. Dazu liegt Frau M. häufig in Rückenlage auf dem Boden und fokussiert (von mir angeleitet) auf ihr Körpererleben in Ruhelage. Schon dieser Lagewechsel vom Sitzen (und Sprechen) ins Liegen (und Spüren) bringt sie rasch in eine konzentrative Haltung. In einem zweiten Schritt biete ich ihr an, meine Hand unter ihrem Rücken (meist auf Schulterhöhe, an einer oft besonders schmerzhaften Stelle) wahrzunehmen, sich darauf einzulassen und sich dabei Zeit zu geben, zu beobachten, wie ihr das gelingt. Durch das deutliche Spüren eines Gegenübers (meiner Hände) findet sie in der verstärkten Eigenwahrnehmung einfacher zu sich.

In einem anderen Angebot, das sich ebenso wie das Liegen mit Rückenunterstützung häufig wiederholte, biete ich Frau M. an, sich aus dem Sitzen auf dem Boden heraus bei mir anzulehnen (ich sitze dabei hinter ihr), sich zuzumuten, um ganz bei mir ankommen zu können. Währenddessen ist vor allem der Hinweis auf ihre Körperwahrnehmung („Was ist für Sie stimmig?", „Was unterstützt Sie dabei, Gewicht abzugeben und den Rückhalt zu nutzen?") wichtig, um dem Gefühl, ausgeliefert zu sein, aktiv entgegenzuwirken. Sie kann dabei wiederholt erleben, verbunden mit mir und gleichzeitig mit sich selbst in gutem Kontakt zu sein, und auch die Kontrasterfahrung von aufgerichtetem, selbstständigem, freiem Sitzen holen wir oft herein. Die Patientin kann mir (einem nährenden Objekt) dadurch leiblich nahekommen, bei mir ankommen und auch das wichtige Sich-Lösen am Ende jeder Sequenz erproben.

Aufbau der Emotions- und Selbstwertregulation über die Nutzung des Raumes

Vor allem zu Beginn der Therapie berichtet Frau M. von vielen Situationen, in denen sie durch Kontakt mit anderen Menschen unter heftigen Gefühlen von Wut oder Panik leidet. Neben der gemeinsamen Emotionsregulation im Zuge des therapeutischen Gesprächs (Containing) nutzen wir oft die Möglichkeit der szenischen Symbolisierung einer belastenden Situation oder eines belastenden Gefühls. Beispielsweise wählt sie für ihre quälende „blinde Wut" einen Gegenstand, positioniert diesen im Raum und nimmt die gefühlte Nähe dazu ein. Die differenziert angeleitete Wahrnehmung der Körperempfindungen (Atmung, Bodenkontakt & Standsicherheit, Anspannung im Nacken etc.) an diesem Platz führt zu emotionaler Beruhigung. Ich lade Frau M. ein, andere Abstände zum Gegenstand einzunehmen und auch dort die Wahrnehmung auf die Körperresonanz zu richten. Durch die Aufforderung, sich auch aktiv vom Gegenstand wegzudrehen, erlebt Frau M. ein starkes Gefühl von Selbstwirksamkeit und Steuerungsfähigkeit. Die Atmosphäre der therapeutischen Arbeit verändert sich vom anfangs ängstlichen Umgang mit ihrer Wut hin zu einer spielerisch-lustvollen Qualität. Frau M. erlebt die belastende Wut nicht mehr als absolut, sondern kann nun „etwas damit anfangen“ (verbesserte Affekttoleranz).

In einer weiteren Stunde erzählt Frau M. von einem Konflikt im beruflichen Umfeld, in dem sie enorm wütend auf ihre Mitarbeiter:innen wurde und dadurch auch in existenzielle Ängste vor Ausschluss geriet. Die (biografische) Angst dahinter lautete: „Wenn ich mich so zeige, wie ich bin, habe ich keinen Platz, werde nicht akzeptiert, sondern ausgeschlossen oder sogar attackiert.“ Ich biete ihr an, die Konfliktsituation mit Gegenständen zu symbolisieren. Diese Gegenstände umschließt sie mit einem Seil (die schwierige Situation). Zuerst steht sie neben den Gegenständen innerhalb des Seil-Kreises und beschreibt ihre Wahrnehmung dort (angespannt, bewegungslos, auf der Hut). Ich rege sie dazu an, sich auf ihrem Platz in Bewegung zu bringen: das Schweifen des Blickes durch den Raum, eine bei den Füßen beginnende, aufsteigende Mobilisierung der Gelenke, sich schließlich an den Rand des Seils bewegen, das Raussteigen ausprobieren und in Variationen üben. Die Position außerhalb bewusst wahrnehmen (zum Kreis zurückblicken vs. sich im Raum umsehen) und auch hier Varianten von Sich-Entfernen ausprobieren. Frau M. spürt mit zunehmendem Experimentieren im Sich-Wegbewegen auch eine innere Distanzierung zu den zuvor überwältigenden Gefühlen (Affektregulation). Im anschließenden Gespräch fällt es ihr wesentlich leichter, über den Konflikt und ihre Möglichkeiten im Umgang damit nachzudenken.

Durch die wiederholte leibliche Erfahrung von Distanzierung (aus dem Kreis treten, sich von der Gestaltung abwenden, weggehen, unterschiedliche Distanzen ausprobieren und jeweils spüren, was dabei leiblich-emotional erlebt wird) gelingt im Laufe der Zeit eine Verinnerlichung der Fähigkeit, sich von bedrohlichem Erleben zu distanzieren und somit belastende Gefühle zu regulieren. An dieser Stelle wird die Verbesserung der Symbolisierungsfähigkeit spürbar und die erworbene Regulationsfähigkeit lässt sich als neue Selbstrepräsentanz verstehen. So, wie Frau M. es übt, die Dreidimensionalität des Therapieraumes nach guten Plätzen zu explorieren, kann sie sich nun auch in ihrem psychischen Binnenraum angstfrei und zuversichtlich auf die Suche nach dem Guten begeben.

Mit Trauma und Dissoziation umgehen – von der Arbeit an der Grenze
Um den Trauma-Erfahrungen der Patientin gerecht zu werden, bedurfte es vieler Stunden der Stabilisierung, des Einübens distanzierender Techniken und des Einsatzes von Skills. Eine sehr belastende Symptomatik für die Patientin ist ihre hohe Neigung zu dissoziieren. Sie verliert in solchen Momenten meist den Faden im Gespräch, kann ihren Körper nicht oder nur kaum spüren und fühlt sich wie darüber schwebend. Wir vereinbaren, diesem Zustand Vorrang vor allem anderen zu geben, und so gelingt es mit der Zeit, dass die Patientin ihn immer rascher benennen kann und wir daran arbeiten können. Dazu bietet jede Art von Aktivierung und Verdeutlichung der Körpers Unterstützung an: Die Patientin klopft sich selbst von Kopf bis Fuß ab, rollt sich Arme und Beine mithilfe eines Igelballs ab, aktiviert ihre Sinneswahrnehmung durch Abreiben ihrer Rückseite an der Wand, vergegenwärtigt sich ihrer aktuellen Lage durch festes Aufstampfen auf dem Boden, durch das kräftige Umfassen ihrer Handgelenke und vieles mehr.

Durch die erlebten Übergriffe in der Kindheit und Jugend nimmt immer wieder die Arbeit an der Grenze einen zentralen Platz im Therapieprozess ein. Zum einen geht es dabei ganz konkret um das Erspüren und Vergewissern der Körpergrenzen durch Selbstberührung (z. B. durch umfassendes und differenzierendes Begreifen und Erspüren der verschiedenen Schichten im Abtasten der Beine, Arme, des Rumpfes sowie des Kopfes), über den Kontakt mit Gegenständen (z. B. durch das Abrollen des gesamten Körpers mit einem Holzstab) sowie im Kontakt mit mir (z. B. im Nebeneinander-Stehen das Erspüren des eigenen Armes in Bewegung mit und gegen meinen Arm). In Rückenlage rolle ich mit einem Tennisball ihre Körperkonturen entlang und lege mit Seilen diese Linie nach. Der Vergleich dieses äußerlich sichtbaren Bildes der eigenen Grenzen mit dem leiblich spürbaren Eindruck des Balles an ihren Grenzen verfestigt – durch das Gleiten auf verschiedenen Symbolisierungsebenen – das Grenz- und Sicherheitsempfinden deutlich.

Über die Jahre hinweg ist es für Frau M. immer wieder wichtig, sich ihrer Grenzen im Sinne einer sichernden Hintergrunderfahrung zu vergewissern. In etlichen Variationen von Abklopfen, Abstreifen, Abrollen u.v.m. sowohl im Liegen, Sitzen und Stehen als auch in Bewegung kann sie ihre Grenzen bewusst wahrnehmen und dadurch ins Körperselbst integrieren. So bietet sich der Patientin viele Male die Möglichkeit, aus dem Denken und Sprechen über Grenzen (im verbalen Gestaltkreis) ins aktuelle Erfahren ihrer Körpergrenzen zu kommen (im kinästhetischen Gestaltkreis). Diese Erfahrungen kann sie wiederum ins Wort bringen (benanntes Erleben) und so zu einem vertieften Begreifen (in einem gefühlten Sprechen) dessen gelangen, was es bedeutet, gut abgegrenzt zu sein. All diese häufig wiederholten Angebote verstärken die Selbst-Sicherheit der Patientin, also das Gefühl, sich ihrer selbst sicher zu sein.

Eine Variation des Themas ergibt sich, als Frau M. einmal sehr belastet und gedrückt in die Stunde kommt. Hintergrund war ein Konflikt im Zuge ihrer ehrenamtlichen Tätigkeit, bei dem sie sich in einer intern polarisierenden Frage klar positionierte. Daraufhin erfuhr sie (in einer Sitzungsdiskussion und anschließenden Mails und Telefonaten) neben Bestärkung auch einige sehr kritische und zum Teil angriffige Reaktionen. Dieses Unverständnis bzw. die Anfeindungen und Beleidigungen Andersdenkender machen ihr schwer zu schaffen und sie beschreibt sich in den vergangenen Tagen als ängstlich. In der Resonanz darauf wird für mich hinter dem körperlich Bedrückenden eine latente, jedoch sehr große Angst bis Panik spürbar. Ich denke neben der verständlichen Angstreaktion in einer solchen Situation daran, dass Frau M. wohl auch durch die existenziell vernichtenden Drohungen ihres Vaters zusätzlich von Panikerleben bedroht (getriggert) wird. Die seelische und körperliche Schwere hat vielleicht die Funktion, sie vor zu großer Angst zu bewahren. In dieser Stunde lade ich Frau M. daher zuerst ein, diese mitgebrachte Schwere im Liegen an den Boden abzugeben, indem sie Arme und Beine kräftig dagegenstemmt, sich mithilfe des Boden-Widerstands in eine Rollbewegung bringt (hin und her zwischen Rücken- und Bauchlage) und so die eigene Widerstandskraft entwickelt. Die Patientin wird dadurch ihr Schweregefühl fast zur Gänze los und kann ihre Grenzen besser spüren, doch sie empfindet noch immer starke Angst, wenn sie an die vorwurfsvollen Nachrichten denkt, die sie im Moment erreichen. Wir überlegen gemeinsam, was jetzt helfen könnte. Schließlich legt Frau M. eine Schutzgrenze aus zwei Seilen rund um ihren Liegebereich (Abbildung 13) und nimmt erneut den Platz ein. Ich frage nach, welche Personen sie kenne, von denen sie sich in ihrer Haltung unterstützt fühle. Durch beharrliches Nachdenken fallen ihr jede Menge Menschen ein, die ihren Standpunkt oder ihre Argumentation befürworten oder sie darin sogar bestärken, und für jeden konkret genannten Namen lege ich eine Glasperle zwischen die beiden Seile, die den Grenzbereich markieren. Dieser Prozess nimmt eine gewisse Zeit in Anspruch, weil wir uns nicht mit der Aufzählung von Namen begnügen, sondern konkret über diese Personen ins Gespräch kommen und darüber, in welcher Art sich Frau M. von ihnen jeweils unterstützt fühlt („ hat mir zugestimmt", „...sagte zu Herrn B., dass er hier nicht herumschreien kann", „... hat mich angerufen und gefragt, wie es mir geht" etc.). Dies ermöglicht ihr den Zugriff auf gute innere Bilder von hilfreichen anderen und verändert auch ihr Selbsterleben stark: „Ich fühle mich sicherer, die Angst ist jetzt viel weniger, fast weg!" Beim Aufstehen betrachtet Frau M. ihren Schutzraum (Abbildung 14) von oben und freut sich über den in dieser Stunde gelungenen Stimmungsumschwung.

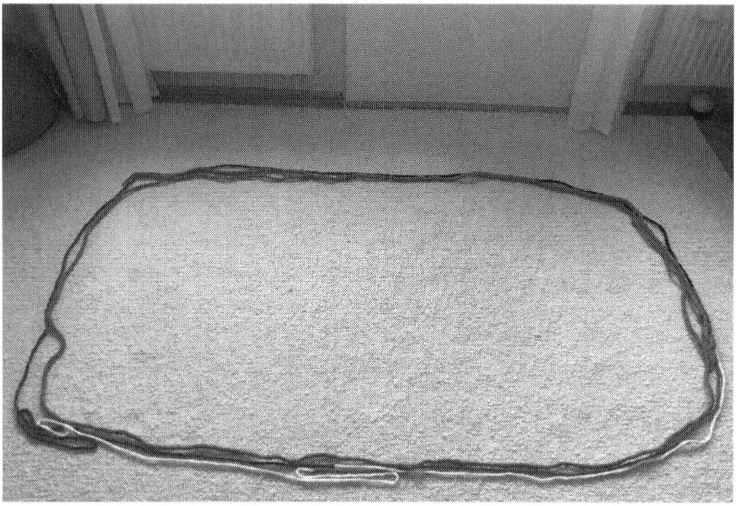

Abb. 13: Ein abgegrenzter Liegeplatz als Schutzraum

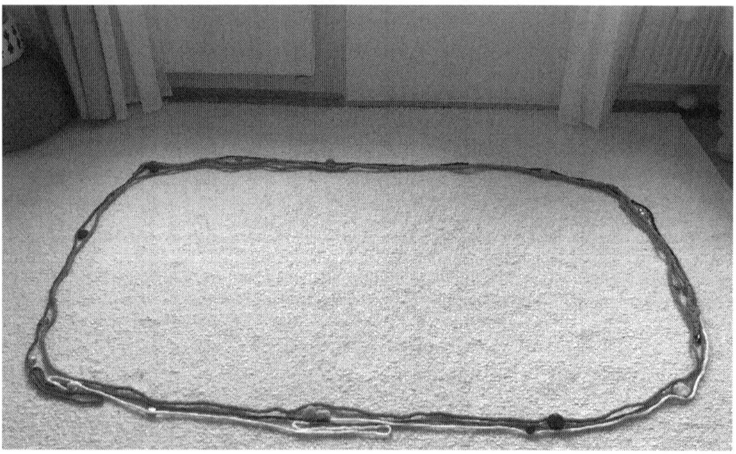

Abb. 14: Der Grenzschutz angereichert mit Gegenständen als symbolisierten „Helfer:innen“

In anderen Angeboten wird das aktive Weggehen und Verlassen einer Situation zu einem wichtigen Übungsfeld. Ich ermutige die Patientin in dissoziativen Zuständen dazu, sich selbst aktiv in Bewegung zu bringen, was konkret oft bedeutet, einmal aufzustehen, den Sitzplatz und die Gedanken hinter sich zu lassen, einen bestimmten Punkt im Raum aktiv ins Auge zu fassen und darauf zuzugehen und Ähnliches. In einer Stunde wirkt Frau M. schon beim Hereinkommen besonders ängstlich, misstrauisch, starr und bewegungslos. Schließlich berichtet sie von einem Streit in der Partnerschaft, durch den es zum erneuten Erleben traumatischer Überflutung (Retraumatisierung) kam und sie sich in dem Gefühl, nicht „entkommen" zu können, wie gelähmt fühlte (traumatische Zange). Nach anfänglicher Stabilisierung (Wahrnehmung der Füße, Wahrnehmung der Atmung) wenden wir uns der Darstellung dieses als innere Ausweglosigkeit beschriebenen Erlebens zu. Frau M. legt zwei lange Seile im Abstand von einem halben Meter parallel nebeneinander auf dem Boden auf. An einem Ende dieses Tunnels positioniert sie einen Gegenstand stellvertretend für die konflikthafte Situation mit ihrem Partner, am anderen Ende steht sie selbst. Als Frau M. zwischen den beiden Seilen entlang zwei Schritte vorwärts geht, wird sie von großer Angst ergriffen und empfindet sich körperlich unbeweglich, steif, wie eingefroren.

In der Szene „stehe ich ihr bei", indem ich tatsächlich ganz nahe neben ihr stehe und auch meine Worte ihr „Halt geben", indem ich ihre Aufmerksamkeit durch meine Fragen auf ihrem Körpererleben halte. Dadurch gelingt es Frau M., auch in dieser schwierigen Situation zu sich bzw. etwas zur Ruhe zu kommen. Dem vertrauten Gefühl der Patientin, in solchen Situationen „weder vor noch zurück zu können", stellen wir schließlich die Realität ihrer körperlichen Möglichkeiten im Etwas-Wollen und Handeln entgegen. Ich ermutige Frau M. dazu, diesen einen Schritt zurück auszuprobieren und erneut der Körperwahrnehmung Raum zu geben. Sie bleibt eine Weile im Abstand von zwei Metern zum bedrohlichen Ausgang (des Tunnels bzw. der Streitsituation) und probiert dort das Vor- und Zurückgehen, mal mit geschlossenen Augen, mal mit der Gestaltung im Blick. Ich fordere sie schließlich auch dazu auf, mit einem Bein zur Seite zu steigen, was ebenfalls entlastend wirkt. Das Thema bleibt ein schwieriges, der reale Streit mit dem Partner ist noch nicht ausgetragen, aber Frau M. hat durch das tatsächliche Tun ihr Gefühl von Beweglichkeit und Handlungsfähigkeit wiedererlangt und fühlt sich der kommenden Konfrontation mit dem Partner nicht mehr hilflos ausgeliefert.

Das Einwirken auf das Körperbild über Berührt-Werden und Selbstberührung

In einer Stunde drückt Frau M. ihre hohe Belastung aufgrund von Selbsthass, Selbstentwertung („Ich bin hässlich – durch und durch"), Magen-Darm-Krämpfen und starken Nackenverspannungen aus. In Rückenlage auf dem Boden nähert sich die Patientin über die Wahrnehmung der Lage und der aktuellen unangenehmen Bauch-Körperempfindungen ihrer Vorderseite. Mein Angebot, an der Bauchdecke verschiedene Arten der Selbstberührung zu erproben, kann sie aus Angst, „zu viel" zu spüren, nicht aufgreifen. Auch gegenüber der Berührung durch meine Hände ist sie skeptisch. Sie könne sich nicht vorstellen, dass sich „alle anderen" nicht dasselbe über sie denken würden. Ich erinnere sie an mehrere gute Erfahrungen mit mir bei ähnlichen Angeboten bisher, wodurch sie einwilligen kann. Ich variiere das Streichen über ihre Bauchdecke: Ich beginne mit sehr leichten Berührungen (sie spürt kaum meine Hände direkt, sondern mehr die bewegte Kleidung am Körper) und steigere den Druck (sie nimmt ihre Körpergrenze wahr) allmählich (sie kann auch die stützenden Teile des unteren Brustkorbs und Beckens spüren). Über meine Hände kann Frau M. ihren Körper gut spüren und das Spüren als angenehm und passend erleben. Im weiteren Verlauf gelingt es Frau M., durch die Erfahrung, berührt zu werden, in Berührung zu kommen mit dem eigenen (ungeliebten) Teil: Sie legt ihre Hände auf meine Hände, die auf ihrer Bauchdecke ruhen. Die Fokussierung auf die Atembewegung ermöglicht es der Patientin, Distanz zu den negativen Selbstrepräsentanzen zu gewinnen. Statt diesen tritt die Wahrnehmung dessen in den Vordergrund, was gerade ist: Ruhe, gleichförmige Bewegung im Atemrhythmus, anhaltende Wärme begleitet von angenehmen Empfindungen. Schließlich rege ich erneut zur Selbstberührung an. Zaghaft greift sie das Angebot nun auf und beschreibt das, was sie dabei erlebt, als „gar nicht so schlimm" – ein wesentlicher Schritt heraus aus dem Selbsthass. Sowohl die Krämpfe im Unterleib als auch die Verspannungen im Nacken lassen in dieser Stunde (und während ähnlicher Angebote) deutlich nach und Frau M. fühlt sich danach „um 3 kg leichter". In der verbalen Bearbeitung dieser intensiven Berührungserfahrung taucht ihre Sehnsucht nach – aber auch Angst vor – intimen Beziehungen auf. Ich frage sie, was es ihr hier zwischen uns möglich gemacht hat, die Berührung zuzulassen und als sichernd (statt als Übergriff) zu erleben. Frau M. wird deutlich, dass die Basis für guten (Körper-)Kontakt mit sich und anderen Vertrauen sowie die wechselseitige Abstimmung von Empfindung und regulierendem Handeln und nicht ein schlankerer Körper ist.

Die Scham, die Sinnlichkeit und neue Formen der Sexualität entdecken

Im Nachdenken über ihre bisherigen romantisch-sexuellen Beziehungen rückt neben der Frage der emotionalen Nähe auch die Bedeutung von Sexualität in den Vordergrund. Dabei entsteht immer wieder der Eindruck, dass Frau M. ihre Sexualität zwar als lustvoll, jedoch nicht als wirklich selbstbestimmt erlebt. Im KBT-Angebot ist das Thema der Selbstbestimmung daher sehr zentral: In ersten Angeboten geht es ganz klar darum, der Patientin die Sicherheit zu vermitteln, dass sie selbst bei jedem Berührungsangebot mitbestimmen kann und soll, ob und wie Berührung stattfindet. Konkret bedeutet dies, vor jedem Angebot die Erlaubnis für Berührung einzuholen und auch während eines längeren Angebots immer wieder auf kommende Berührungen vorzubereiten sowie währenddessen nachzufragen, was sie dabei empfinde. Die Betonung der Selbstbestimmung in der Begegnung wird so Teil unserer Beziehungsgestaltung und für die Patientin Teil von nahen Beziehungen.

Gerade bei Angeboten mit hoher Intimität ist es wichtig, im Vorfeld sicherzustellen, dass sich Frau M. aktuell in einer stabilen, mentalisierenden Haltung befindet. Denn nur so kann sie sinnliche Erfahrung auch tatsächlich (und nicht nur im Als-ob-Modus) erfahren, ohne die Begegnung als sexualisiert (im Äquivalenz-Modus) zu erleben. In einem späteren Angebot zeige ich Frau M. durch meine Hände die Beschaffenheit ihrer Hände. Mittels streichender Bewegungen kann sie zuerst ihre Hand „als Ganzes" wahrnehmen und die Sensibilität unterschiedlicher Hautstellen (Handinnenseite, Handrücken, Fingerzwischenraum etc.) differenzieren. Anschließend arbeite ich mit Druck und begreife Finger für Finger. Schließlich lasse ich sie die Beweglichkeit ihrer Gelenke spüren und auch selbst (noch gehalten von meinen Händen) in Bewegung kommen. Anschließend biete ich ihr an, auch meine Hände zu erkunden. Dabei rege ich sie besonders dazu an, auf ihre innere Resonanz zu achten, ihrer Neugierde nachzugehen und gleichzeitig ihre Intimitätsgrenzen zu wahren. Schließlich treten unsere Hände in einen nonverbalen Bewegungs-Dialog und leibliche Begegnung wird im wahrsten Sinn des Wortes handhabbar. In dieser interaktionellen Erfahrung mit mir kann Frau M. spielerisch-lustvolle Seiten in der gemeinsamen Begegnung erleben und gleichzeitig ausprobieren, wie sie sich darin für sich passend einbringen möchte, ohne das Gefühl von Selbstbestimmung zu verlieren. Sinnhaft-sinnliches Körpererleben (wie es in der frühkindlichen Entwicklung so bedeutsam ist) und die zur Verfügung stehende Regulationskompetenz in nahen Interaktionen wurde für Frau M. in diesem und in ähnlichen Angeboten als sichernde Hintergrunderfahrung spürbar, die ihr hinkünftig als Basis für neue Formen der Sexualität – frei von Traumatisierung – dienen wird können.

In einer anderen Stunde tritt im Gespräch das Thema Weiblichkeit und Scham explizit in den Vordergrund. Ich lasse Frau M. (außerhalb meines Sichtfeldes) einen Gegenstand für ihre Weiblichkeit suchen, den sie bei sich unter der Kleidung verstecken soll. Anschließend lade ich sie ein, damit in Bewegung zu kommen, immer wieder einmal nach dem Gegenstand zu tasten, ihn dann auch einmal kurz ins Auge zu fassen, ihn verdeckt hervorzuholen, dann auch auszuprobieren, ob sie etwas davon herzeigen möchte. Dazu umschließt sie den Gegenstand mit beiden Händen, sodass er völlig bedeckt ist. Langsam öffnet sie ihre Hände ein Stück und lässt mich ein wenig Einblick gewinnen (Abbildung 15). Während des gesamten Angebots spreche ich öfters die beiden wichtigen Aspekte an: „Wo taucht Scham auf und wie kann ich damit umgehen?" und „Wo taucht Lust auf, etwas von mir und meiner Weiblichkeit zu zeigen, und wie kann ich damit umgehen?“. Frau M. wird in diesem Angebot erstmals im Therapieprozess die Annäherung an das für sie (vor allem im Sprechen) so schwierige Thema des Frau-Seins auf spielerisch-lustvolle Art möglich.

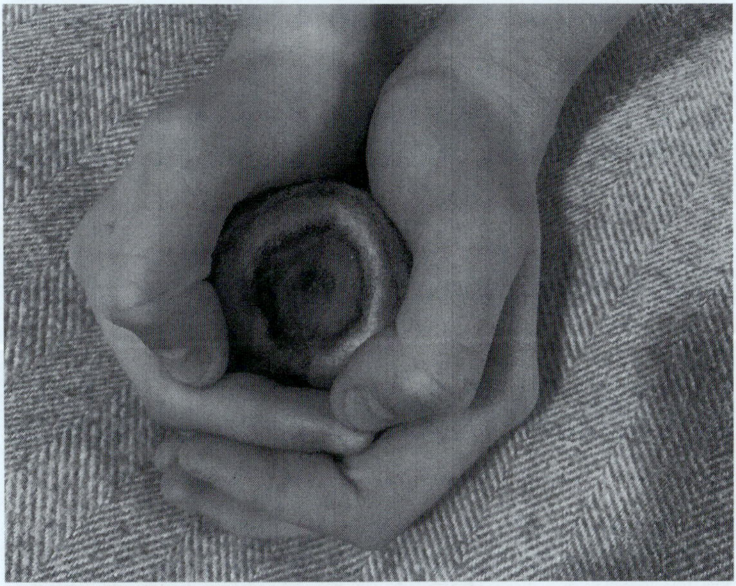

Abb. 15: Mit der eigenen Weiblichkeit ins Spielen kommen

Arbeit mit Kraft und Schwung – die Dynamisierung des Seelenlebens

Zur Mobilisierung der gestauten Kraft (die letztlich die Schmerzzustände mitverursacht) biete ich Frau M. einmal das Zuspielen eines großen Balles an und lade sie zum Kräftemessen ein. Wir werfen den Ball hin und her und steigern dabei die Stärke. Frau M. ist unmittelbar in einer positiven Stimmung, hält jedoch sichtlich ihre Kraft zurück (Übersteuerung). Ich betone nochmals, dass sie fester werfen kann, ich noch immer gut fangen kann und Stopp sage, wenn es nicht mehr geht. Auch ich lasse sie meine Kraft spüren und lade sie damit ein, es mir nachzumachen. Schließlich gelingt ihr die „Befreiung“ der bis dahin blockierten Schulter, was die Funktionslust steigert, den schmerzenden Rücken entlastet und die Stimmung aufhellt. Das Erleben der eigenen Stärke und Kraft freut Frau M. besonders.

Ein anderes Mal schildert sie viel Zurückhaltung in einer Konfliktsituation am Arbeitsplatz und erlebt ihren schmerzenden Rücken unter besonders hoher Anspannung. Diesmal biete ich ihr an, mit Körnern gefüllte Säckchen gezielt in einen mit Seilen abgegrenzten Bereich auf dem Boden zu schleudern. Diese sichernden Grenzen ermöglichen ein angstfreies Ausprobieren der eigenen Kraft bis an die Grenze. Zuerst benötigt Frau M. dabei Anleitung, da durch den hohen Muskeltonus im Schulter- und Nackenbereich eine fließende Wurfbewegung zunächst blockiert ist. Durch das achtsame Wahrnehmen aller an dieser Bewegungsabfolge beteiligten Körperteile gelingt es Frau M., ein Maximum an Kraft zu mobilisieren und die dabei aufgebaute Spannung ideal abzuführen („Wie ist es, wenn nur die Finger der Hand das Säckchen wegwerfen? Und wenn jetzt der Ellbogen wirft? Dann werfen Sie aus der Schulter heraus; die Schulter geht dabei mit. Und schließlich geht der ganze Körper mit: Ein Schritt nach vorne unterstreicht die Bewegung und auch die Atmung unterstützt mit Schwung. Und jetzt können alle Körperregionen zusammenspielen – spielen auch Sie damit!“). Frau M. erlebt dieses Ausprobieren als lustvoll und kann sich über ihre dynamischere Bewegung sowie die vielen Säckchen auf dem Boden freuen (Abbildung 16). Die Schmerzen im Schulterbereich erfahren (in dieser, aber auch in ähnlichen Sequenzen) unmittelbar Linderung. Durch diese stärkende Erfahrung von Spannungsaufbau und Spannungsabbau wird wiederum die konflikthafte Arbeitssituation anders besprechbar, Frau M. kann nach diesen Leiberfahrungen meist von ihrer starken Aggressionshemmung (in der verspannten, blockierten Schulter lässt sich die Aggressionshemmung deutlich wiedererkennen) innerlich etwas abrücken und über mögliche Ausdrucksformen ihres Ärgers freier (weniger blockiert) nachdenken.

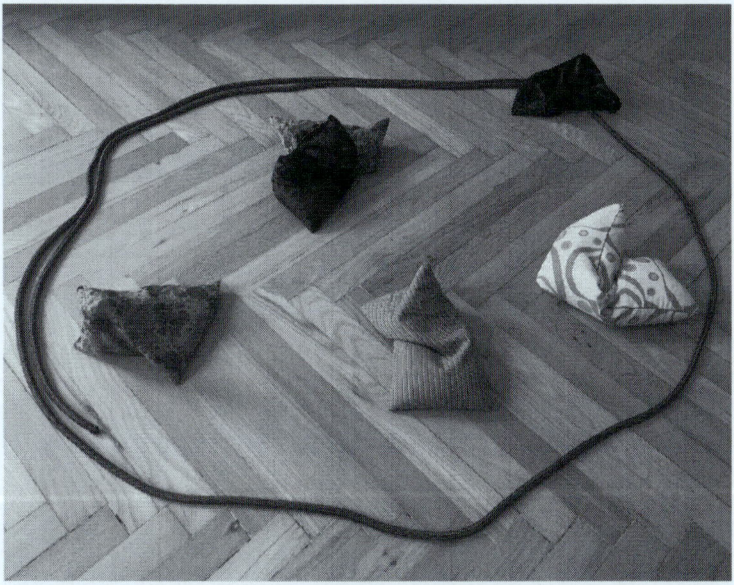

Abb. 16: Sich von der eigenen Kraft und Spannungsabfuhr ein Bild machen

Trauer, Wut und noch einmal die Arbeit an der Bindung

Während des therapeutischen Prozesses setzt sich Frau M. auf mehreren Ebenen mit Abschiedsprozessen auseinander. In der Bewältigung der Trennung von ihrem Partner ist sie mit heftiger Wut konfrontiert, wohingegen es im Abschiednehmen von ihrem Kater wichtig ist, passende Ausdrucksformen für ihre tiefe Traurigkeit zu finden. Über allem steht das Betrauern dessen, was in ihrer Herkunftsfamilie an Sicherheit, Geborgenheit, Verständnis, Einfühlung und Unterstützung ausblieb. Die Wahrnehmung und Akzeptanz dieser Gefühle bringen Frau M. teilweise an ihre Grenzen bezüglich der Erlebensintensität und ihrer Verarbeitungsmöglichkeiten, erweitern und stärken diese aber gerade auch. Die frühere Übersteuerung von unerträglichen Gefühlen kann einer Erweiterung des Umgangs mit ihren Gefühlen weichen und das Selbsterleben bereichern.

In unterschiedlichen Angeboten bringt die Patientin zusehends mehr ihre Zuversicht ein, dass „alles gut" werden könne. Hoffnung aufkommen zu lassen war für sie vor allem zu Therapiebeginn ein großes Wagnis und steht daher für die Erlangung der Fähigkeit, sich besser auf gute Introjekte beziehen zu können. Innerlich greift sie dabei auf das Gute in sich zurück, konkret greift sie hierfür oft zu einem grünen Herzen mit der Aufschrift „Enthält Spuren von Hoffnung" (Abbildung 17), welches diese Errungenschaft sinnbildlich gut veranschaulicht.

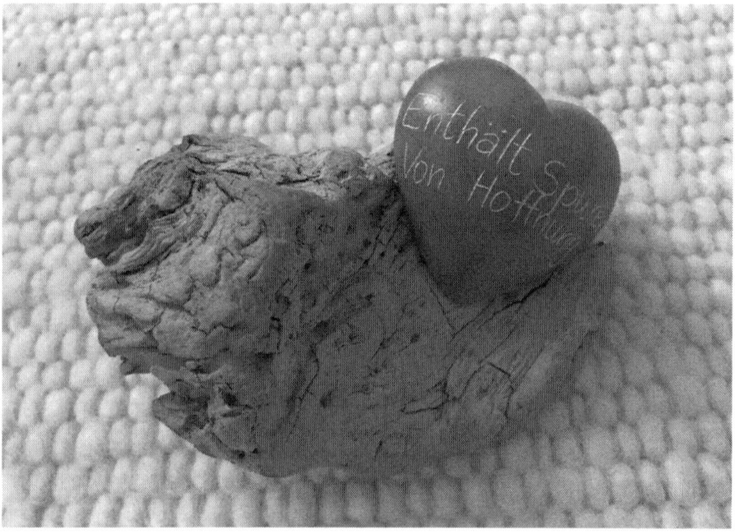

Abb. 17: Ein persönliches Sinn-Bild finden

Äußere Veränderung und innere Meilensteine

Im Laufe der psychotherapeutischen Behandlung kommt es zu wesentlichen Veränderungen im Leben der Patientin: Sie beginnt mit einer antidepressiven Medikation, die ihr mehr Ruhe und Kraft für den therapeutischen Prozess verschafft. Ihr gelingt in einem schmerzhaften Prozess die Trennung von ihrem Partner; im anschließenden Trauerprozess werden auch alte Verletzungen aus der Herkunftsfamilie wieder aktiviert. Der geschaffte Studienabschluss setzt einen raschen beruflichen Aufstieg in Gang und durch eine Führungsposition erlangt sie finanzielle Sicherheit. Die Frage, ob das aktuelle Arbeitsumfeld der richtige Platz für sie ist (sie die Belastungen aushalten kann), bleibt offen, wird jedoch als zentrale Lebensfrage aus ihrer Herkunftsfamilie erkannt.

Über den Therapieverlauf hinweg zeigt sich ein Rückgang der depressiven und Angstsymptomatik, eine Abmilderung des Selbsthasses und der Essproblematik, ein deutlich sichereres Gefühl in nahen Beziehungen. Frau M. lässt sich auf eine neue Partnerschaft ein, die zwar nur kurz andauert, in der sie sich allerdings zufriedener, sicherer, lustvoller und gleichzeitig angstfreier als in bisherigen Beziehungen erlebt und beschreibt (verbesserte Beziehungsregulation durch verbesserte Selbstregulation). Auch in den Beziehungen zu ihren Freundinnen (die schon zu Therapiebeginn vorhanden und grundsätzlich wohlwollend waren) kann Frau M. sich anders einbringen: Ihre Offenheit führt sie zu mehr emotionaler Nähe und Vertrautheit bei gleichzeitig deutlicherem Erleben der Differenzen.

Durch die kleinteilige, wiederholende Schulung der Selbstwahrnehmung gelang es Frau M. unter Wahrung ihrer Grenzen auch eigene Bedürfnisse und Wünsche anderen Menschen mitzuteilen und ihnen gegenüber zu vertreten. Dadurch entwickelten sich mehr und mehr tragfähige Beziehungen, in denen positive Affekte wie Freude, Vertrauen, Sicherheit, Geborgenheit, Interesse und Zuwendung vorherrschend sind, wobei gleichzeitig auch Ärger, Enttäuschung und Abgrenzung (Differenz) gemeinsam verhandelt, erlebt und zusehends mehr toleriert werden können. Es gelang also durch die Fokussierung der (Selbst-)Wahrnehmung eine Verschiebung vom übermäßig betonten Objektpol zum Selbstpol (in der OPD: Interessensausgleich durch veränderten Selbstwert). Zugleich gelang über die verbesserte Selbstwahrnehmung auch eine realitätsgerechtere Wahrnehmung der anderen Menschen (Objekte). Nachdem sich die Patientin über den Aufbau von Selbstregulierungsfähigkeiten auf sicheren zwischenmenschlichen Boden brachte, kann sie nun intensiver mit anderen in Kontakt kommen. Jetzt, wo ihre innere Welt nicht mehr so bedrohlich ist, wird die äußere Welt neu entdeckt. Psychodynamisch gesprochen: Durch die kontinuierliche leiblich-emotionale Differenzierung der Selbstwahrnehmung (strukturelle Nachreifung) entwickelte Frau M. die Fähigkeit der Fokus-Verschiebung vom Objektpol zum Subjektpol (zu sich selbst) hin und gerade dadurch erst die Fähigkeit zur realitätsgerechteren Wahrnehmung der Objektwelt (der anderen Personen).

3.4 KBT in der Gruppentherapie: Phasenhafter Verlauf, Diagnostik und Wirkweisen

Markus Hochgerner

Die Wurzeln der KBT liegen zweifellos im Selbstverständnis der Gruppenpsychotherapie als Prozess der angeleiteten Differenzierung von Bewegungserleben und Beziehungsverhalten im Umgang mit sich und anderen Personen im Gruppenerleben. Elsa Gindler beschrieb ihre Arbeit als Seminar in halboffenen Gruppen: Neue Teilnehmer:innen wurden in laufende Gruppen integriert, die Verweildauer war, den Berichten von Teilnehmer:innen zufolge, sehr unterschiedlich. Die Begleitung durch die Gruppenleitung erfolgte entweder in der direkten interaktionellen Anleitung, in der auch in der Gruppe einzelne Personen direkt angesprochen wurden, oder in Form von Rückmeldungen zum erlebten Verhalten sowie in Vorschlägen zu verändertem Handeln als korrigierende und erweiternde Erfahrung. Damit wurden bereits ab 1911 wesentliche Wirkfaktoren von gruppenbasiertem Vorgehen im Rahmen von Selbsterfahrungsgruppen vorweggenommen (Yalom 2015, S. 43 ff., S. 106 ff.) und als gruppenwirksames Verhalten reflektiert (von Arps-Aubert 2013). Vieles davon wirkt in der heutigen Gestaltung von KBT-Gruppenprozessen nach: Das Leiter:innenverhalten ist entweder mehr auf die Gruppe als Ganzes im Gruppenprozess bezogen oder auf die Fokussierung eines bestimmten Themas, das durch ein Gruppenmitglied eingebracht wird und Bedeutung für mehrere Mitglieder im Gruppenprozess haben kann. Vermiedene Themen können über Angebote in der Gruppe thematisiert und als Handlungsangebot formuliert werden. Damit können Entwicklungsschritte für die Gruppe und im Einzelerleben gefördert werden. Wesentlich neu werden in der Entwicklung der KBT-Gruppe als psychotherapeutisches Verfahren gruppendynamische Erkenntnisse, psychodynamische Überlegungen zu Struktur und Konflikt sowie Überlegungen zu fokussierten Angeboten vor dem Hintergrund entwicklungspsychologischer Überlegungen sowie die Entwicklung diagnostisch begründeter therapeutischer Haltungen (siehe unten) handlungsleitend. Die KBT ist als Gruppenstandardverfahren seit Jahrzehnten in vielen Kliniken integriert und wird von Patient:innen als sehr hilfreich erlebt (Gathmann 1990).

3.4.1 Diagnostische Erfassung und handlungsleitende Aspekte von Struktur und Konflikt in Gruppenangeboten

Im Folgenden werden einführende Überlegungen zum Gruppensetting in der KBT mit ihrer spezifischen Methodik des oben beschriebenen, auf Wahrnehmen und Bewegen zentrierten „Angebots", gegeben. Weiters wird die Gruppe als Wirkfaktor bei therapeutischen Veränderungsprozessen anhand zweier Beispiele vor dem Hintergrund struktur- und konfliktspezifischer Überlegungen im Zuge einer halboffenen Gruppe (in der ausscheidende Teilnehmer:innen durch neue Personen ersetzt werden) näher beschrieben. Schließlich sollen im folgenden Kapitel 3.4.2 Fallbeispiele aus einer geschlossenen (d.h. von Beginn bis Abschluss aus den gleichen Personen bestehenden) Gruppe die Wirkfaktoren in der KBT-Gruppe weiter vertiefen.

Die Gruppe als Entwicklungsraum für verbesserte Ich-Funktionen als Ausdruck des Selbst

In Mittel- und Langzeitgruppenprozessen wird Patient:innen in der kontinuierlichen Begleitung durch die Gruppe strukturelle Nachreifung mithilfe der Gruppenerfahrung möglich. Aus der umfangreichen Literatur zu Therapiekonzepten, Wirkweisen und Effizienz der Gruppentherapie sei auf das

Grundlagenwerk Yaloms (2015), auf die Beschreibung hilfreicher gruppentherapeutischer Settings (Hochgerner 1994; Staats et al. 2014) und die vielfach ausgewiesene hohe Wirksamkeit von Gruppenpsychotherapie (Strauß 2001, 2022, S. 185 ff.) sowie auf Beschreibungen der konkreten KBT-Gruppenpraxis (Hochgerner 1998; Schreiber-Willnow 2016) vor dem Hintergrund der Konflikt- und Strukturerfassung durch die OPD-3 hingewiesen.

Als grundlegend und klinisch unerlässlich erweist sich die diagnostische Erfassung und die daraus abgeleitete Vorgangsweise in der Formulierung und Anleitung der handlungsorientierten KBT-Angebote.

Die diagnostische Perspektive erfasst vorab die **aktuelle Motivation** und **Belastbarkeit** (siehe OPD-3, Achse I und II) der einzelnen Gruppenteilnehmer:innen und die grundsätzliche **konflikthafte** und **strukturelle Verfasstheit** (Arbeitskreis OPD) der Patient:innen, sodass auf einzelne, strukturell mäßig bis gering integrierte Personen im Gruppenverlauf hilfreich stützend eingegangen werden kann. Hilfreiche Gruppenprozesse können, wie langjährige klinische Erfahrungen zeigen, ebenso mit Patient:innen auf geringem bis desintegriertem Strukturniveau bzw. auch mit kognitiven und weiteren Einschränkungen entwickelt werden, dies kann jedoch im Rahmen dieser Darstellung nicht weiter ausgeführt werden.

Die Grundregel für KBT-Gruppenangebote lautet: Je besser die Verfassung der Gruppe (als Summe der Verfasstheit der einzelnen Gruppenmitglieder) und deren interaktionelle Kompetenzen sind, desto „freier" und non-direktiver können Gruppenangebote gestaltet werden (siehe auch Kapitel 2.2.4): Einige wenige vorgegebene Handlungsangebote der Gruppenleiter:in eröffnen Möglichkeiten und Erfahrungen mit sich, der Umgebung und anderen Gruppenmitgliedern und führen zu assoziativen Eigenbewegungen. Handlungsimpulsen kann nachgegangen werden und sie eröffnen Handlungsräume, die im weiteren Verlauf verbalisiert und psychotherapeutisch eingeordnet werden können.

Beispiel: In diesem Fall lautete in einer Gruppe mit vorwiegend gutem bis mäßigem Strukturniveau (Arbeitskreis OPD, S. 201 ff.) und Konflikten mit neurotischer Konfliktspannung (Arbeitskreis OPD, S. 144 ff.) ein Bewegungsangebot wie folgt: „Erkunden Sie den Raum im Gehen und lassen Sie sich in Ihren Bewegungsimpulsen, die Ihnen in den Sinn kommen, assoziativ leiten ... Bringen Sie etwas aus der Atmosphäre, in der Sie vor der Stunde waren, mit? ... Und wie ist jetzt Ihre Resonanz darauf?" Im Gespräch nach einer 20-minütigen Wahrnehmungs- und Bewegungssequenz berichtet Teilnehmerin A: „Ich habe mich schon den ganzen Tag auf das Hierherkommen gefreut, weil ich schon gewusst habe, was das für ein stressiger Tag werden wird. Aber im Gedanken daran, dass ich hier gelernt habe, besser auf mich zu achten, wenn mir etwas zu viel wird, habe ich mich schon tagsüber zweimal oder dreimal in kurzen Auszeiten regenerieren können. Darum war ich jetzt viel aktiver und habe mich nicht gleich hingelegt, wie ich es mir in der Früh vorgenommen hatte." Kommentar: Frau A. gelingt es an diesem Tag in Vorschau auf die Gruppe, bereits gemachte Erfahrungen im Gruppenverlauf abzurufen, die die Regulation der Bedürfnisse und der vorhandenen Kraft für diesen Tag hilfreich beeinflussen: Sie wird in der Gruppe von Teilnehmerin B daran erinnert, dass sie vor vier Wochen bei einem ähnlichen Angebot „wie eine Tigerin" durch den Raum gerast wäre und alle anderen Personen im Raum und sogar die Wände als Hindernisse erlebte, die ihr „noch mehr Stress und keine Entspannung" gebracht hätten. Jetzt erinnert sich auch Frau A. daran. Die Szene wird mit Humor aufgelöst, als Frau B. ergänzt: „Die Straßenbahn fährt nicht schneller und der Raum hier wird nicht größer, selbst wenn eine Tigerin einsteigt und schneller ans Ziel möchte!" Frau A. kann ihre grundsätzlich vorhandene Fähigkeit, ihre Bedürfnisse zu erfassen und in Handlung zu übersetzen (Arbeitskreis OPD 2023) (Achse IV, Fähigkeit zur differenzierten Selbstwahrnehmung und Kommunikation mit sich selbst), nun erstmals bewusst besser nutzen. Sie kann ihre übliche gehetzte Tagesbewältigung allmählich als Ausdruck eines Bemühens verstehen, alles „elegant und perfekt wie eine Tigerin" (Frau A) zu machen, als überfordernde und einengende Idealvorstellung erkennen und etwas besser relativieren. Im weiteren Verlauf gewinnt sie Entscheidungs- und Handlungsspielraum, sowohl innerhalb als auch außerhalb der Gruppe. Die Gruppe unterstützt sie als korrigierende Erfahrung dabei. In einer der nächsten Stunden formuliert Frau C.: „Ich bin jetzt ganz erleichtert, wenn du viel entspannter hereinkommst und zuerst einmal mit mir ein paar Sätze wechselst, bevor die Stunde losgeht. Das gibt mir ein gutes Gefühl zwischen dir und mir." Diese Beobachtung wird von anderen Gruppenmitgliedern bestätigt. Frau A. ist ermutigt und angenehm berührt davon, dass ihr „Langsamer-Sein" nicht als mangelnde Effizienz und Perfektion, sondern im Kontakt wertschätzend von der Gruppe aufgenommen wird. Frau B meint dazu: „Können Tiger auch einfach schnurren?", was erneut zu Lachen in der Gruppe führt.

Strukturstabilisierende Therapiestrategien

Insbesondere bei mäßigem bis geringem Strukturniveau (Arbeitskreis OPD 2023, S. 273 ff.) besteht die Aufgabe der Gruppenleitung darin, die Angebote so zu modellieren, dass die Verarbeitungsmöglichkeiten einzelner Patient:innen nicht überfordert werden und Belastungsreaktionen nicht die Motivation zur Therapie und den therapeutischen Lernerfolg der Erfahrungssequenzen nachhaltig beeinträchtigen oder zerstören. Dabei sind meist solche Angebote hilfreich, die zeitlich kürzer, strukturierter und auch schon im Vorhinein psychoedukativ erklärend – in Summe mehr stützend und begleitend, nicht vorrangig konfrontativ (siehe Abbildung 9 und 10) – angeboten werden: Das oben beschriebene Angebot kann daher für eine Gruppe von vorwiegend mäßig bis gering integrierten Personen folgendermaßen modifiziert werden: „Ich möchte Ihnen in der heutigen Stunde ein Angebot machen, das sich auf die bessere Erfahrung Ihres Ganges, von den Füßen bis zum Scheitel, richtet. Gehen Sie einmal so, wie Sie ohne besonderes Ziel, typischerweise auf der Straße, gehen … und jetzt gehen Sie einmal so, wie wenn Sie in Eile sind … und jetzt einmal so, wie wenn Sie mit Ihrer besten Freundin oder Ihrem besten Freund unterwegs sind. Wie wirkt sich diese Vorstellung auf Ihre Geschwindigkeit und Spannung aus? Und wie fühlt sich das jeweils an?"). Frau D. berichtet: „Zuerst bin ich wie immer schnell unterwegs gewesen und dann zweimal fast mit jemandem im Gehen zusammengestoßen – ein Gefühl wie in der U-Bahn hierher: Alles geht zu langsam!" Auf meine Nachfrage, ob sie einmal versucht hat, das Tempo zu reduzieren, antwortet sie zuerst brüsk: „Nein, da wäre ich mir schön blöd vorgekommen! Ich bin ja nicht hier, um dahinschlendern zu lernen, sondern um aus meinem Burn-out herauszukommen!" Die Gruppe weist darauf hin, dass Frau D. sehr streng mit sich umgeht und dass sie so keine neuen Erfahrungen machen könne, die auch hilfreich gegen die Erschöpfung wären. Frau D. ist ratlos in ihrem Entweder-oder-Schema gefangen. Frau D.: „Entweder, ich rase und fühle mich okay, oder ich breche nieder, egal!" Ich schlage vor, dass die Teilnehmer:innen noch einmal im Raum ins Gehen kommen und jedes Mal, wenn sie in die Nähe einer anderen Person kommen, kurz innehalten. Ich begleite dabei Frau D. auf ihrem Weg. Frau D. kommt nach kurzer Zeit in Armesreichweite zu Frau E., einem weiteren Gruppenmitglied, will sich spontan wieder abwenden und weitergehen. Ich ersuche sie, kurz innezuhalten und wahrzunehmen, „wie sich das anfühlt". Frau D. schwankt zwischen Anspannung und Unsicherheit und sagt: „Jetzt müsste ich ja Kontakt aufnehmen und was sagen ..." Ich erwidere: „Und was würde das in Ihnen auslösen?" Frau D. antwortet nach wenigen Momenten: „Ich hätte sofort meine To-do-Liste im Kopf und würde mich innerlich beschimpfen, wie blöd ich hier mit Frau E. Zeit vergeude! Damit wäre der Tag für mich gestorben, ich hätte komplett versagt." Ich schlage vor, den Arm für einen Moment mit der Hand von Frau E. in Kontakt zu bringen. Frau E. streckt freundlich ihren Arm entgegen. Frau D. beginnt still zu weinen und zeigt keine Anzeichen, ihren Arm zu aktivieren. Ich frage nach ihrem inneren Erleben. Frau D.: „Das bin ich nicht wert, dass mir da jemand so freundlich entgegenkommt, wenn ich gar nichts tue!" Ich ermutige Frau D., ganz langsam ihren Arm zu aktivieren. Während das Weinen stärker wird, gelingt es Frau D., den Arm von Frau E. zu berühren. Spontan wendet sich Frau E. nun Frau D. zu und nimmt sie in den Arm. Jetzt kann Frau D. erstmals unter Tränen durchatmen. Im Nachgespräch berichtet Frau D.: „Bei uns in der Familie war alles klar: Leistung ist alles, Gefühl ist etwas für Versager. Ich kenne nur Lob für Leistung ..." Noch einmal muss sich Frau D. durch ein Umschauen in der Gruppe vergewissern, dass sie nicht den Eindruck haben muss, von jemandem verurteilt zu werden. Berührt und nachdenklich endet die Gruppe.

Kommentar: Frau D. zeigt nach den Strukturkriterien (Arbeitskreis OPD, S. 204 ff.) eine gering strukturierte Persönlichkeit aus: Ihr Selbst ist sehr verunsichert und kränkbar, die verinnerlichten zentralen Lebensbotschaften und Normen der Eltern erscheinen schnell bedrohlich und vernichtend in ihr als selbstzerstörerische Beschimpfungen auf. Bildlich gesprochen, versucht Frau D. diesen als lebensbedrohlich erlebten, selbstentwertenden Anteilen durch andauerndes Tun davonzulaufen und ihre Sehnsucht danach, gemocht zu werden, zu stillen, indem sie alle realen und fantasierten Aufgaben perfekt erfüllt. Dies führt zum Zustand permanenter Überforderung und zum Vollbild einer Erschöpfungsdepression, gefühlt als „Burn-out".

Frau D. berichtet dann, dass sie auch schon mehrfach einen suizidalen Impuls verspürt habe, wenn „so ein Tag wieder einmal schlecht gelaufen ist". Wir besprechen eine psychiatrische Abklärung, die jetzt erstmals akzeptiert wird. Die Gruppe bietet in ihrer wohlwollenden Resonanz ein erstes Gegenmodell zur bedrohlichen Innenwelt von Frau D und den Ansatz einer korrigierenden Erfahrung. In der zugelassenen Kontaktaufnahme zu Frau E. wird eine erste Problemlösung noch in der Therapiestunde erarbeitet. Wir klären in einer weiteren Einheit, welche Menschen im sozialen Bezugsfeld von Frau D. auch bereit wären, „eine Hand in ihre Richtung auszustrecken", und ob hier eine erste Übersetzung in den täglichen Bezugsraum möglich wäre.

Basale und komplexe Ich-Funktionen

In der therapeutischen Begleitung und Strukturierung der Angebote richtet sich als zweiter zentraler Faktor zur Steuerung hilfreicher Angebote die Aufmerksamkeit und **Einschätzung der Teilnehmer:innen** parallel zu den Überlegungen zur OPD-Diagnostik auf die Verfügbarkeit und Funktionalität **früher, basaler Ich-Funktionen** des Wahrnehmens, Fühlens, Denkens, Wollens, Kommunizieren, Handelns und Erinnerns. Diese Ich-Funktionen (als Ausdruck des Selbst in Aktion) sind die Basis des Selbst als übergeordnete Instanz der Ich-Aktivitäten und ermöglichen die grundlegende Selbstaktivierung und den Selbstausdruck im Umgang mit der Umgebung und der Gruppe. In Summe dienen alle primären Ich-Funktionen der Entwicklung und Aufrechterhaltung der Selbstfürsorge. Die Verfügbarkeit über die oben genannten basalen Ich-Funktionen und die Koordination der damit verbundenen Fähigkeiten ermöglichen die Erweiterung der Fähigkeiten des Selbst und die Entwicklung und Verfügbarkeit über entwicklungsgeschichtlich darauf aufbauende **spätere, komplexe Ich-Funktionen** wie Realitätsprüfung, Impulskontrolle, Nähe-Distanz-Regulation, Abgrenzungsfähigkeit, Empathie-, Introspektions- und Mentalisierungsfähigkeit zur Gewährleistung lebenslanger Selbstentwicklung hin zu einer jeweils altersadäquaten Identität.[10]

Bei mangelnder Koordination von komplexen Ich-Funktionen durch minder ausgeprägte basale Ich-Funktionen kann die Gruppe ein besonders hilfreiches Feld in der Entwicklung und Erprobung fehlender Fähigkeiten werden, da hier vielfältige Übungsmöglichkeiten mit unterschiedlichen Personen im geschützten Raum möglich werden.

Beispiel: Wenn etwa die Fähigkeit zur Gestaltung notwendiger Abgrenzung in sozialen Situationen situativ oder überdauernd nicht ausreichend zur Verfügung steht, gibt es aus therapeutischer Sicht die Möglichkeit, basale Ich-Funktionen zu erfassen, zu aktivieren und in therapeutische Angebote zu übersetzen (z.B. „Fühle ich, wann es mir zu viel wird? Kann ich bedenken, was ich jetzt bräuchte? Will ich etwas tun und darf ich ins Handeln kommen?"), sodass eine korrigierende Handlungserfahrung und damit emotionale Neubesetzung dieses Erlebens und Verhaltens entstehen kann (siehe unten). Daraus lassen sich im Gruppenverlauf handlungsleitende diagnostische Perspektiven und im Folgenden neben den individuellen Entwicklungsaufgaben „Gruppenthemen" ableiten, die sich aus der Dynamik der Gruppe ergeben (Hochgerner 2021, S. 427 ff., 448; Höfner et al. 2022, S. 5 f.). Die mangelnde Verfügbarkeit von einzelnen der beschriebenen (späteren) Ich-Funktionen verweist auf ein Defizit im Zusammenspiel der jeweils not-

10 Diese Zusammenschau von Ich-Funktionen in Wechselwirkung mit dem Selbsterleben und der Selbstentwicklung in Wechselwirkung mit strukturellen Überlegungen wurde zuerst von Frau Mag.[a] Dr.[in] Melitta Schwarzmann 2018 als klinisch hilfreich vorgestellt und wird hier in der Kombination mit strukturellen Überlegungen ergänzt und erweitert.

wendigen primären Ich-Funktionen. Diese mangelnden Kompetenzen können durch gezielte Ansprache und Unterstützung dieser Ich-Funktionen zu korrigierenden Selbst- und Beziehungserfahrungen führen.

Ein **Beispiel** aus der KBT-Praxis:

> Ein Patient, Herr E., kann in einer Teamsituation in der Arbeit genau wahrnehmen und fühlen, dass die aktuelle Verteilung von Arbeitsaufträgen zu seinen Ungunsten verläuft. Er erlebt jedoch eine deutliche Hemmung im Wollen (primäre Ich-Funktion), darüber mit den anderen Teammitgliedern oder Vorgesetzten zu kommunizieren. Ich leite die Gruppe an, sich jeweils einen Ball zu suchen, der mit dem Angebot „Was wollen die Hände mit dem Ball? Was will der Ball mit den Händen?" dazu auffordert, Bewegungsassoziationen zu diesem Thema entstehen zu lassen. Herr E. bleibt unentschlossen vor einer Auswahl von Bällen stehen. Wir suchen gemeinsam einen Ball im Raum, der diesem gefühlten „Wollen" entspricht. Herr E. wählt einen schweren Medizinball aus Leder. Ich schlage vor, den Ball im Stehen und Gehen mit unterschiedlichen Zonen des Körpers in Verbindung zu bringen, um in einer Körperfantasie zu erfühlen, wo das „Wollen zu Hause ist". Herr E. bringt den Ball in Kontakt mit dem Brustbein und sieht mich erwartungsvoll an. Ich frage nach den Empfindungsqualitäten im Erspüren des Balles. Herr E. beschreibt ausschließlich Eindrücke des Balles („Ist ziemlich schwer, angenehmes Material!"), jedoch erst nach meiner Anregung auch sich selbst in der Fühlung mit dem Ball: Er erlebt bei höherem Druck des Balles gegen sein Brustbein erstmals auch seine (sonst angestrengt wirkende) Atmung positiv, empfindet den hohen Druck des Balls aber als störend. Ich verweise auf das szenische Äquivalent, dass er in der Arbeit erst bei hohem Druck von außen in der Zuweisung von Arbeit sich selbst (dann jedoch auch hektisch-unangenehm) spüren kann und seine Aktivität hauptsächlich ins Aus- und Durchhalten sowie Gestalten der druckvollen Situation führt. Herr E. wählt auf meinen Vorschlag hin nun zwei Personen aus der Gruppe aus, die situativ und symbolisch

die Rolle des Teams in seiner Arbeit übernehmen. Die beiden Personen stellen sich gegenüber von Herrn E., fassen den Ball und übernehmen so den Druck mit dem Ball Richtung Brustbein. Herr E. löst seine Hände vom Ball und ist nun ausschließlich mit dem Brustbein in Ballkontakt. Ich ermuntere ihn, seine Atmung „hinter" dem Ball zu spüren und aufkommende Bewegungsimpulse aktiv zu unterstützen. Zuerst scheint Herr E. zu versuchen, dem Druck nachzugeben und sich langsam rückwärtsgehend zurückzuziehen. Die beiden Mitspieler folgen jedoch dem Balldruck und gehen Herrn E. nach. Plötzlich aktiviert Herr E. einen Kraftimpuls und stemmt sich mit der Brust gegen den Ball, wobei er die Luft anhält. Ich interveniere mit dem Satz: „Lassen Sie die Atmung fließen, das unterstützt Ihre Kraft!" Jetzt schnauft Herr E. mit zunehmender Lust und spürt seine eigene Kraft, die er mit dem Ball und gegen die beiden Widerstand bietenden Gruppenmitglieder ausdrücken kann. Er erlebt seine Vitalität in der Verbindung zum Ball, kann auch seine Grenzen in der Belastung andrücken und sich schlussendlich gefühlt in der Auseinandersetzung behaupten. Dies gelingt unter ermunternden Zurufen der übrigen Gruppenmitglieder. Eine Person in der Gruppe sagt: „Das passiert, wenn sich einer endlich wollen traut!" Herr E. hat verstanden und lacht ebenso wie seine Kontrahenten im Spiel mit dem Ball. „Okay," sagt Herr E., „das Gefühl nehme ich in die nächste Teamsitzung mit!"

Fazit: Die primären Ich-Funktionen Wahrnehmen und Fühlen werden in der therapeutischen Probesituation mit dem Impuls des Wollens besser gekoppelt und ermöglichen nun die Aktivierung der komplexeren Ich-Funktion Abgrenzung.

Ein weiteres **Beispiel** mit einer thematisch ähnlichen Fragestellung aus einer Gruppentherapie soll das Potenzial der Gruppe als therapeutisches Medium illustrieren:

Eine 24-jährige Patientin, Frau F., erlebt im Rahmen ihrer ersten Arbeitsstelle großen Druck durch zwei ihr vorgesetzte Kollegen, die sie rivalisierend jeweils für ihre Zwecke einsetzen wollen und mit Vorwürfen reagieren, wenn sie ihre Arbeitsaufträge nicht zugleich priorisieren kann. Die Patientin nimmt dieses Problem auf der Ebene primärer Ich-Fähigkeiten (Wahrnehmen der Umstände) klar wahr, fühlt auch den notwendigen Leidensdruck, der nach Veränderung der situativen Überforderung ruft, und kann sich sehr differenziert im Denken und Sprechen über diese Situation äußern, die nach vehementer Regulation des Nähe-Distanz-Verhältnisses (auf der Ebene späterer, komplexer Ich-Funktionen) ruft. Die Umsetzung scheitert aber vorerst an der Hemmung, ins Handeln zu kommen, da eigene Wünsche und Bedürfnisse im Anliegen, in den Augen der anderen perfekt zu funktionieren, zurückgenommen werden. Die Patientin zeigt eine gut entwickelte Persönlichkeitsstruktur (alle Ich-Funktionen stehen ausreichend zur Verfügung), aber zugleich eine starke Ambivalenz gegenüber eigenen Wünschen und Bedürfnissen gegenüber Dritten, in der Befürchtung, von diesen nicht mehr gemocht und akzeptiert zu werden. Angesichts dieses gefühlten und gelebten Dilemmas weint Frau F. hemmungslos. Erst in der ermutigenden Zusprache und leiblich-tröstenden Unterstützung in der Umarmung durch weitere Gruppenmitglieder, die sowohl Empörung in der empathischen Einfühlung als auch Ermutigung zum Handeln im Sinne der eigenen Bedürfnisse nach Regulation in der überfordernden Situation beinhaltet („Es steht dir zu, Nein zu sagen. Das hält ja keiner aus!"), gelingt eine erste Tröstung und Ermutigung im Zuspruch, dass die gezeigten Affekte verständlich und berechtigt sind. Ich schlage vor, dass die Patient:innen, die diese Haltung unterstützen, sich zur bzw. hinter die Patientin setzen und stellen. Spontan gruppieren sich alle sieben Gruppenmitglieder um die Patientin. Die jetzt nicht nur gefühlte, sondern physisch gezeigte Nähe und damit verbundene Solidaritätserfahrung der Gruppe beeindruckt die Patientin nachhaltig. Einzelne Erzählungen zu ähnlich erlebten Situationen weiterer Gruppenmitglieder folgen – und der Wunsch, hier auch Unterstützung zu bekommen. Damit wird das unterschwellige Schamgefühl der Patientin „etwas nicht allein zu schaffen" (Schuldkonflikt,

OPD-3 2023, S. 148 ff.) bewusst, besprechbar und deutlich distanzierbar. In Fortsetzung und gefühlter Erinnerung daran gelingt der Patientin in der folgenden Woche eine Aussprache, in der sie ihre unhaltbare Überforderung gegenüber beiden Kollegen benennen kann und ersucht, dass die Arbeits- und Anforderungssituation zwischen den beiden geklärt wird.

Fazit: Ein erster Schritt zur Abgrenzung gegen überbordende äußere Anforderungen ist in der Aktivierung von schützender und entlastender Fürsorge durch die Gruppe Richtung mehr Selbstfürsorge geglückt. Die inneren Konflikte im Wunsch nach Anerkennung ihrer Person, vorwiegend durch Gefallen im Erfüllen der Wünsche anderer und Leistung, können vermehrt wahrgenommen werden und führen zu vermehrter Aktivierung der Introspektionsfähigkeit zum rechtzeitigen Schutz des Selbsterlebens in der nun verbesserten Antizipation neuer Belastungen und der hilfreichen Erfahrung „für sich selbst eingetreten zu sein". Die spontane und körperlich gezeigte Anteilnahme der weiteren Gruppenmitglieder stellt eine korrigierende Erfahrung zur defizitären elterlichen Situation her, die immer die perfekte Funktionalität ihrer Tochter und das Motto „Leistung statt Gefühl" vertreten haben.

3.4.2 KBT-Angebote in unterschiedlichen Phasen einer geschlossenen Gruppe

Der im Folgenden dargestellte Gruppenaufbau und die folgenden Gruppenszenen der konkreten Gruppe beziehen sich auf Fallvignetten mit acht stationär aufgenommenen Patient:innen über den Zeitraum eines achtwöchigen Turnus an einer internistisch-psychosomatischen Abteilung.[11] Die Patient:innen werden aufgrund von unterschiedlichen psychosomati-

11 Krankenhaus der Barmherzigen Schwestern Wien, III. Medizinische Abteilung für Innere Medizin und Psychosomatik.

schen Krankheitsbildern sowie schweren Essstörungen, Angst und Depression, oft auch in Komorbidität mit Persönlichkeitsstörungen, vorstellig und bringen meist langjährig chronifizierte Krankheitsgeschichten mit hohem psychischem Leidensdruck und starken somatischen Beeinträchtigungen mit. Das psychodynamisch orientierte Behandlungskonzept beinhaltet in Verschränkung mit intensiver medizinischer Abklärung und Behandlung neben Einzelpsychotherapie mehrere aufeinander abgestimmte gruppentherapeutische Angebote wie Musiktherapie, Spannungsregulation, Mal- und Gruppengesprächstherapie. Die Konzentrative Bewegungstherapie nimmt mit Doppeleinheiten à 90 Minuten zweimal pro Woche und in Summe 24 Stunden einen zentralen Platz im Behandlungsprogramm ein.

Der Aufbau und die Leitung der Gruppe orientieren sich an einem **Gruppenverlaufsmodell** (Fürstenau 1992; Hochgerner 1998), bei dem

1. auf Vertrauensbildung zu Beginn und Schritte zur Selbstöffnung mit ersten Ich-Botschaften eine
2. Phase der Regression – Arbeit an defizitären und konflikthaften Inhalten – folgt,
3. sodann wird, die Phase der Progression – übendes Verhalten neuer und verbesserter Umgangsformen mit sich und anderen – angeregt, bevor es schließlich im Gruppenverlauf
4. zum Abschied, Bilanzieren und Bewerten des Therapieprozesses sowie um das Abschiednehmen und eine Vorschau auf wichtige Themen weiterer ambulanter Psychotherapie geht.

Innerhalb dieses Rahmens werden am Umgang mit dem Ball (Hochgerner 2007, 2015) beispielhaft Gruppen- und darin eigebettete Einzelprozesse unter den strukturellen Gesichtspunkten der Differenzierung, Kommunikation, Regulation und Bindung angeboten. Dabei können zentrale frühe Entwicklungsthemen (Stern 1992) im basalen Selbsterleben, im Erleben eigener Impulse und angemessener Antwort der Umwelt sowie Momente wechselseitiger, variabler Beziehungsgestaltung angesprochen und mit korrigierenden Erfahrungen im Gruppenerleben therapeutisch gezielt aufgegriffen und unterstützt werden.

Aus den in Summe 24 KBT-Gruppenstunden dieses therapeutischen Gruppenverlaufes wird im Folgenden zu jeder Gruppenphase ein beispielhaftes Angebot, hier (zum besseren Verständnis ausschließlich) mit dem Ball, beschrieben und deren spezifische Funktionen im Gruppenverlauf werden an dieser Stelle erörtert. Zur besseren Verständlichkeit und Vergleichbarkeit von Angeboten im Therapieverlauf wurden hier ausschließlich Fallsituationen mit dem Gegenstand Ball (Gymnastikball, 25 cm Durchmesser) gewählt. Thematisch ist in der Handlungspraxis zu den angesprochenen Themen die Wahl anderer Angebotssituationen, Gegenstände und Vorgangsweisen in vergleichbaren Situationen möglich und üblich.

Phase 1/Vertrauensbildung

2. KBT-Doppelstunde. **Gruppenthema:** Umgang mit dem Ball zur Vertrauensbildung und Förderung erster (subjektiver) Ich-Botschaften am Gruppenbeginn sowie Differenzieren des Körpererlebens mithilfe eines Balls; Ich-Botschaften fördern im Erkunden von Bewegungsimpulsen; die Klärung des eigenen subjektiven Erlebens und die Förderung des Gruppenzusammenhalts. **Entwicklungspsychologischer Fokus:** Regulation. „Ich bin da und erlebe mich, und du (Objekt Ball) unterstützt mich dabei." (Empfinden von Urheberschaft; Auftauchendes und Kern-Selbst, Stern 1992, S. 61 ff.; Bleckwedel 2000, S. 130 f.)

Beispiel: Die acht Gruppenteilnehmer:innen (sieben Frauen, ein Mann) kommen eher lustlos und gedrückt wirkend in die KBT-Stunde. Erste Konflikte auf der Station um Ausgangsregelungen, Essensrituale auf den Zimmern und noch mangelndes Vertrauen in den sicheren Halt durch die Gruppe sind wie so oft am Beginn einer Gruppe vorherrschend. Es deutet sich Widerstand im regressiven Erleben gegen ein Angebot in der KBT-Gruppenstunde an. Eine Patientin, Frau G., wendet sich mit freundlich-sarkastischem Unterton gleich zu Beginn der Stunde an mich: „Können wir uns nicht einfach hinlegen und Sie erzählen uns eine Geschichte?" Diese Frage bezieht sich auf ein Angebot aus der letzten Stunde, den eigenen Körper im Liegen

differenziert wahrzunehmen, was als sehr beruhigend und angenehm erlebt worden war. Ich stelle einen Korb mit Gymnastikbällen in die Mitte des Raumes, ersuche, sich einen Ball auszusuchen und damit durch den Raum zu gehen. Dabei sollen sich die Patient:innen in ihren Bewegungen „vom Ball überraschen lassen, zu welchen Bewegungen er die Hände und Arme anregt". Dies löst in der Gruppe leichte Irritation aus, nicht eine vorgegebene Handlung mit dem Ball, wie etwa aus der Physiotherapie bekannt, auszuführen, sondern selbst (assoziativ) einen Impuls wahrzunehmen und ins Handeln zu bringen. Bald beginnen Bewegungen wie z. B. den Ball zwischen den Händen zu jonglieren, in die Luft zu werfen (Anmutungen vom Turnunterricht) oder ihn in der Armbeuge (wie ein Baby) zu tragen. Bald werden spielerische Impulse sichtbar, doch schnell würden auch wilde Impulse wie etwa zu werfen und sich gegenseitig zu bewerfen um sich greifen. Diese noch vorschnellen, situativ nicht passend regulierten Impulse (in mitgeteilter Erinnerung an den Turnunterricht und das dort von vielen gefürchtete Spiel „Abschießen") werden vor dem Hintergrund noch unsicheren Selbsterlebens als Handlungsvorschläge von mir in einem Angebot aufbereitet.
Ich schlage vor, „den Ball entweder mit den Händen zu halten, zu rollen oder auf dem Boden aufprallen zu lassen". Dieses Angebot gibt allen im Raum sichtbaren Bestrebungen Raum (mit dem Ball in Ruhe, in leicht angeregtem oder in kräftig-dynamischem Kontakt zu sein) und führt zugleich in nun konzentrativer, nach innen gerichteter Aufmerksamkeit zur Selbstbeschäftigung bei der Erkundung der unterschiedlichen, heterogenen und ambivalenten Stimmungslagen in jedem Einzelnen und der Gesamtgruppe zu Beginn der Stunde. Im „Wahrnehmen und Bewegen" (siehe Kapitel 1.1.2) werden erste Unterschiede zwischen den Teilnehmer:innen in der jeweils aktuellen Gefühlslage durch die Beschäftigung mit dem Ball deutlicher. Es folgt das Angebot: „Ohne Ihren momentanen Umgang mit dem Ball zu unterbrechen: Finden Sie bitte in sich einen passenden Satz, der mit den Worten ‚Mir geht es im Moment um …' beginnt, setzen Sie ihn mit den für Sie passenden Worten fort und sprechen Sie ihn dann laut in der Gruppe aus und machen sie zugleich mit der Ballbewegung weiter." Es folgen erste Sätze verschiedener Gruppenteilnehmer:innen, während sie mit ihrem

Ball je nach Befindlichkeit umgehen, wie: „Mir geht es im Moment um Ruhe ..." (Frau G.) ... um ‚Spannung raus' (Frau H.) ... um Mit-mir-Sein und darum, meine Kraft zu spüren und um Sicherheit." (Frau I.) Die im zweiten Schritt angeregten Aspekte des verbalen Gestaltkreises (Denken und Sprechen) führen aus dem teils vor- und unbewussten Erleben unterschiedlicher und teils diffuser Affekte in ein interessiertes Sich-Ausprobieren und „Begreifen", worin im Moment die vorherrschende Gefühlslage und folgende Intention des eigenen Handelns liegt.

Kommentar: Diese Handlungssequenz erzeugt hohe Aufmerksamkeit, da es für die Teilnehmer:innen vorerst ungewohnt ist, durch die Bewegungen mit dem Ball mit den eigenen Handlungsimpulsen handelnd und hörbar in einem konkreten Selbst-Ausdruck für sich und andere in einem ersten „konzentrativen Spielen" (Bleckwedel 2000, S. 130 f.) unmittelbar wahrnehmbar und fassbar zu werden.

Ich ersuche dann die Gruppe: „Wenn der Satz gesagt ist, das, worum es geht, probieren Sie, es noch einmal ganz deutlich ins Tun mit dem Ball zu bringen, danach einen Moment innezuhalten und die Resonanz im Körper auf das bisherige Geschehen zu erfassen." Ich fokussiere auf das Wahrnehmen der gefühlshaft-affektiven inneren Bewegung in Verbindung mit dem erlebten Handlungsausdruck in der Bewegung mit dem Ball: „Wie fühlt es sich im körperlichen Erleben an, wenn ich gerade den Impuls habe, ruhig, eher angeregt oder mehr schwungvoll mit dem Ball umzugehen?" Die spontane Handlung verbindet sich nun mit der gefühlten emotionalen Bewegung in der Resonanz auf das eigene Tun in einer wachen Selbstbegleitung. Im nächsten Schritt tauschen die Gruppenmitglieder ihre Erfahrungen in aller Ähnlichkeit und Unterschiedlichkeit in Gesprächen zu zweit aus, zeigen sich gegenseitig ihre damit verbundenen Umgangsformen mit dem Ball und sagen, welche Affekte, Interessen und Wünsche, aber auch Hemmungen und Befürchtungen mit dem damit entwickelten Ausdrucksverhalten verbunden waren.

Kommentar: Es gelingt im nachfolgenden Gruppengespräch, wesentliche Resilienzfaktoren ins Bewusstsein zu holen: Durch die Erkundung der eigenen Bewegungsimpulse zu Beginn (Differenzierung des ganzheitlichen Erlebens in Bewegung und Wahrnehmung von Gefühlen) kann ich Zugang zu den unterschiedlichen Stimmungslagen in mir finden (Kommunikation mit sich selbst). In der wörtlichen Beschreibung, „worum es mir geht", kann ich in der Folge meine Impulse vermehrt wahrnehmen, ordnen und fokussieren. Damit wird in der Folge nochmals der (selbst-)bestätigende Ausdruck verstärkt: Damit kann ich mir sicherer werden, dass sich das, was ich meine, auch in meinem Erleben abbildet (hilfreiche Aktivierung im Selbsterleben und Regulation des Verhaltens zur besseren Selbstvergewisserung: „Ich bin ganz da und anders als du." (Bleckwedel 2000, S. 143)

Kommentar: Der Ball ist hier Realobjekt (Hochgerner 2015, S. 82 ff.) und regt zu Bewegungs- und Ausdrucksverhalten an. Er ermöglicht in der therapeutischen Gruppenszene ein „Mit-mir-in-Gegenwart-der-anderen-Sein", die wesentliche Grundbedingung zur Entwicklung eines subjektiven, gesicherten Selbstgefühls (Stern 1992, S. 61 ff.). Dadurch wird die Wachheit und Ermutigung zum Selbsterleben und Selbstausdruck gestärkt und die Erfahrung von Selbstmitteilung und wertfreier Kommunikation in der Gruppe (im „Etwas-Probieren" und „So-sein-Dürfen, wie ich gerade bin") fördert die Vertrauensbildung und Gruppenkohäsion als beginnendes „Wir"-Gefühl in der Gruppe.

Fazit: Die nun mit dem Erleben verbundenen prägnanten Ich-Botschaften im Zweiergespräch und in der Gruppe haben die Teilnehmer:innen deutlich belebt und zum Selbstausdruck ermutigt, der in der Gruppe nicht wertend und mit Aufmerksamkeit aufgenommen wird. Die Erfahrung vermittelt: „Ich kann so sein, wie ich bin, und zugleich mit anderen in Verbindung sein. Mit-mir-Sein ist kein Gegensatz zum Mit-anderen-Sein, sondern beide können sich sinnvoll-anregend ergänzen." Darauf lässt sich im Erkunden der unterschiedlichen Aspekte des Selbsterlebens in den folgenden Gesprächsgruppen gut Bezug nehmen („Welche Seiten von mir haben sich im Umgang mit dem Ball aktiviert, welche sind noch weniger oder nicht ins Handeln gekommen?").

Phase 2/Regression

4. KBT-Doppelstunde. **Gruppenthema:** Arbeit mit dem Ball im Umgang mit Konflikten und Defiziten, die sich in dieser Gruppe besonders bei Problematiken der Nähe-Distanz-Regulation und in mangelnder Mentalisierungsfähigkeit zur Steuerung hilfreichen Verhaltens in der Interaktion mit anderen ausdrücken. **Entwicklungspsychologischer Fokus:** Sicherung des Selbsterlebens im Erleben von Impuls und Antwort (Empfinden eines subjektiven Selbst, Stern 1992, S. 179 ff.); Unterstützung autonomen Verhaltens in Bewegung, symbolisiert und handelnd erlebt, hier als Anlehnen im Umgang mit dem Ball an der Wand und sich auch (als Diskrepanzerfahrung) „eigen-ständig" und autonom (durch „Ablehnen" von der Wand) im Stehen erleben. Kernthema ist: „Ich handle und gestalte" (Bleckwedel 2000, S. 134).

Beispiel: Die Gruppenmitglieder wählen erneut einen Ball und arbeiten mit dem Angebot, diesen im Stehen zwischen ihrem Rücken und der Wand einzuklemmen. Danach rege ich an, „sich mithilfe des Balles als Gegenüber die Struktur des Rückens – wenn möglich auch mit geschlossenen Augen – deutlich zu machen". Durch Verschieben des Balles im Drehen und Wenden des Rückens entdecken die Patient:innen auf neue und ungewohnte Weise ihre Rückseite und können sich nun in diesem Körperbereich differenzierter wahrnehmen – Sensibilisierung und Förderung der ganzheitlichen Körper(selbst)-Wahrnehmung und des Selbstempfindens sowie der (Selbst-)Regulationsfähigkeit durch Impulssteuerung (Achse IV) (Arbeitskreis OPD, Tabelle 5-9, S. 204 ff.) und in unterschiedlichen Stimmungslagen und Situationen (Achse 4) (Arbeitskreis OPD, ebd.). Danach folgt das Angebot, die Fokussierung „auf eine Körperstelle auf dem Rücken zu richten, an der ich durch den Ball mein Gewicht an die Wand abgeben kann".

Kommentar: Das Gewicht durch den Ball abzugeben beinhaltet sowohl eine aktive Komponente des Suchens nach diesem hilfreichen Kontaktpunkt zur Gewichtsabgabe als auch eine passive Komponente im Zulassen der Gewichtsabgabe, wenn sich die Wand als haltendes Gegenüber anbietet. Dieser regulatorische Moment unter Beachtung von einerseits Etwas-Gestalten und andererseits Sich-Überlassen kann als konflikthaft erlebt werden (z.B. Wunsch Gewicht abzugeben *und* Befürchtung, nicht genügend Halt zu finden) und wird vor dem Hintergrund lebensgeschichtlich wichtiger Beziehungen und Ereignisse (z.B. des Sich-unsicher- bis Nicht-gehalten-Fühlens) aus einer meist unbewussten (impliziten) Haltung als verinnerlichte Lebenshaltung nun als spontane Körperreaktion (z.B. in der Hemmung, Gewicht abzugeben, und in erhöhter Körperspannung im Anlehnen) erfahrbar. Damit verbundene Momente der Erwartung, Befürchtung, assoziative Einfälle oder in anderer Weise handlungsleitende Impulse können bewusst (explizit) und damit therapeutisch bearbeitbar werden.

Im weiteren Verlauf der Stunde erfolgt aus dem Lehnen an der Wand die Lösung von der Wand als nun achtsam erprobtes „Anlehnen" in der allmählichen Übernahme des Eigengewichtes durch „Ab-lehnen" von der Wand im Stand auf die Beine und Füße. Durch die bewusste Anlehnung an den Ball mit realer und symbolischer Übergabe des Eigengewichts durch den Ball an die Wand und die Kontrolle darüber entsteht zunehmende Bewusstheit über die Eigen-Ständigkeit und Kontrolle darüber im Stehen sowie die Möglichkeit, Gewicht abzugeben und sich – vorerst noch mit dem konkreten Objekt Wand und noch keinem lebendigen Gegenüber in Verbindung – (Rück-)Halt zu ermöglichen und zugleich sich selbst wahrzunehmen (Achse III) (Arbeitskreis OPD, 121 f.). An diesem Punkt der vertieften Selbstwahrnehmung verhilft die Frage „Wie erleben Sie sonst im Leben Ihren Umgang mit Gewicht-Abgeben und Eigen-Ständigkeit?" zu einer Übersetzung des assoziativ-leiblichen Erlebens in der sich hier aktualisierenden Szene zur Erkundung lebensgeschichtlich wiederkehrender, „typischer" Erlebens- und Verhaltensweisen und damit verbundenen Wünschen, Bedürfnissen sowie Ängsten und auch negativen Erfahrungen (Achse III) (Arbeitskreis OPD). Mögliche Konfliktthemen sind „Abhängigkeit vs. Individuation" (ebd., S. 122 ff.) und „Versorgung vs. Autarkie" (ebd., S. 133 ff.).

Fazit: Themen zu Fragen der Autonomie, Abhängigkeit, der unsicheren Autarkie und schamhaft besetzten Sehnsüchte nach Versorgtwerden können thematisiert werden. Ausgangspunkt und Basis dafür bildet die differenzierte Wahrnehmung des Rückens und des Balles, nun mit intermediärobjekthaftem Charakter (Hochgerner 2015, S. 86 ff.) zwischen Wand und Rücken sowie die daraus abgeleitete symbolisch-szenische Bedeutungsgebung zwischen Gewicht-Abgeben (sich anvertrauen) und eigenständigem (autonomem) Im-Stande-Sein.

6. KBT-Doppelstunde. **Gruppenthema:** Arbeit an benigner (hilfreicher) Regression als Unterstützung und hilfreiche Erfahrung guten (basalen) körperlichen Selbsterlebens in Beziehung mit sich selbst und anderen; im Sinne der OPD-Strukturdimensionen werden die Wahrnehmung eigener körperlicher Verfasstheit und der Beziehung zum Gegenüber sowie die Kommunikation mit sich und der Partner:in zur Abstimmung der Interaktion und Regulation einer Beziehungssequenz angeregt (Achse IV) (Arbeitskreis OPD, S. 204 ff., Tab. 5-8 u. 5-9). **Entwicklungspsychologischer Fokus:** Differenzierung des Körper- und Selbsterlebens, hilfreiche Regulation von Impuls und Antwort im Zweierkontakt als sensomotorischer Dialog auf Körperebene; Regulation und Verinnerlichung guter Selbst- und Beziehungserfahrung in körperlicher Nähe sowie das Thema „Geben und Nehmen".

Beispiel: Die Patient:innen finden sich zu zweit mit einem Gymnastikball im Raum ein und greifen folgendes Angebot auf: „Ich zeige dir mithilfe des Balls deinen Rücken." Dabei steht Person B hinter Person A und rollt mit dem Ball den Rücken von Person A ab. Sie beginnt – strukturiert vom Gruppenleiter angeleitet – auf Schulterhöhe abzurollen und zeigt Person A bis zum oberen Beckenansatz deren gesamten Rücken. Zuerst das Körperrelief, die Oberflächenstruktur, danach eine darunter liegende mittlere Körperschicht auf der Ebene von Bindegewebe und Muskeln und letztlich die haltgebenden knöchernen Strukturen des Rückens treten nach und nach in den Wahrnehmungsfokus und werden durch die aufmerksame Zuwendung von B erlebbar gemacht. Die mit dem Rücken zu Person B stehende Person A kann mithilfe der Wortpaare „langsamer – schneller" und

„fester – leichter" sowie „stopp – weiter" den gefühlten Ballkontakt nicht nur wahrnehmen, sondern auch mitsteuern. Im Anschluss daran wird für eine kurze Weile der Ball weggelegt und mit dem Angebot fortgesetzt: „Ich (B) zeige dir (A) jetzt eine Stelle deines Rückens noch einmal im direkten Kontakt meiner Hand mit deinem Rücken, die mir durch den Ball zuvor besonders aufgefallen ist." Danach beendet Person B den Kontakt und bleibt stehen, während Person A durch den Raum geht und erleben kann, ob und wie die neue Rückenerfahrung „mitgeht", d. h. auch in der Eigenbewegung des Gehens weiter ohne direkten Körperkontakt als gefühlshaft besetzte Erinnerung abrufbar bleibt: Im Blick auf Person B während des Gehens kann Person A sich selbst mit dem nun meist differenzierteren eigenen Rückenerleben wahrnehmen und im Nachklang zugleich bemerken, wie Person B in ihrer Art des Abrollens und Zeigens mit der Hand im Rücken „durch den Ball" spürbar wurde („Wie haben Sie (A) Person B durch den Ball wahrgenommen?"). Das Erleben des eigenen Rückens verknüpft sich so in der Beziehungsgestaltung und Erfahrung mit Person B. Person B wird währenddessen gebeten, sich an die Eindrücke des Rückens, die „durch den Ball" im Rollen wahrgenommen wurden, zu erinnern („Wie habe ich deinen (A) Rücken zuerst durch den Ball und dann im Handkontakt erlebt?"). Zugleich kann Person A sich selbst im Gehen wahrnehmen und auf die eigene emotionale Resonanz dieser Erinnerung in der Kontakterfahrung mit dem Ball und Person B achten. Im anschließenden verbalen Austausch werden das Eigenerleben als Person A und B, die Erfahrung der jeweils anderen Person „durch den Ball und mit der Hand" und die eigenen Eindrücke und Empfindungen dabei ausgetauscht. Danach erfolgt das gleiche Angebot mit getauschten Rollen. Im zweiten Nachgespräch werden zusätzlich das persönliche Rollenerleben im „Geben und Nehmen" und damit gemachte lebensgeschichtliche Erfahrungen besprechbar („Bin ich in Beziehungen gewohnt, mehr zu geben oder zu nehmen, und wie geht es mir damit?"). Das abschließende Gruppengespräch erfasst erlebte Stärken und gefühlte Unsicherheiten bzw. mangelnde Fähigkeiten zur gelingenden Beziehungsgestaltung mit Blick auf die Umsetzung im Stations-, Lebens- und Beziehungsalltag. Auch die Konfliktpolarität „Versorgung vs. Autarkie" (Achse

III) (Arbeitskreis OPD, S. 133 ff.) wird in einzelnen Sequenzen erfahrbar: „Bin ich noch eigenständig (autark), wenn ich bemerke, dass ich auch etwas brauche?“, sowie auch Aspekte von Identitäts- und Schuldkonflikten („Wie perfekt muss ich deine Wünsche und Bedürfnisse erkennen und erfüllen, um dir zu genügen?“, Achse III) (Arbeitskreis OPD, S. 149 f., S. 163 f.).

Fazit: Wesentliche Faktoren struktureller Fähigkeiten sind in diesem Angebot angesprochen (siehe „Gruppenthema“ oben): Im Vordergrund steht die Regulation der gemeinsamen Handlungssequenz in den unterschiedlichen Positionen des Gebens in der aktiven Versorgung und des Nehmens im Bekommen der Zuwendung der Partner:in. Zugleich erfordert die Handlungsabstimmung auch eine hinreichende Interaktions-Affekt-Steuerungskompetenz, indem ich als gebende Person auf die Impulse meiner Partner:in eingehe und mich durch ihre Hinweise (passiv) führen lasse bzw. mich in der nehmenden Position (passiv) erreichen lasse, ohne dabei die Wahrnehmung für meine eigenen Impulse aufzugeben, und meine in der Situation wahrgenommenen Bedürfnisse und Wünsche erfassen und kommunizieren kann. Damit werden wichtige sekundäre Ich-Funktionen aktiviert und geübt: Die Mentalisierungsfähigkeit in der wechselseitigen, spontanen Abstimmung der Interaktion wird handlungsleitend, die Fähigkeit zur Aktivierung basaler Ich-Funktionen (Interaktion wahrnehmen und einordnen, wie „es“ sich anfühlt, die Interaktion regulieren wollen und handelnd steuern) geübt. Damit wird auch die Fähigkeit zur Aktivierung der Abgrenzungsfähigkeit angeregt („So möchte ich es und so nicht“) und der situationselastische Abgleich zum wechselseitigen Gelingen der Handlungssequenz (Regulieren aus dem momenthaften Fühlen) wird gefördert. Die Verinnerlichung guter, leiblich gefühlter Interaktionserfahrung führt zu vertiefter Kommunikation und wohlmeinender Beziehungserfahrung auf der Bindungsebene (Achse IV) (Arbeitskreis OPD 2023, S. 204 ff., Tab. 5-24, 5-25, 5-26), die in der Schlusssequenz (Erleben der leiblichen Resonanz des Berührtwerdens im Gehen im Blickkontakt mit der Partner:in) noch einmal aus dem impliziten Erleben in die explizite Bedeutungsgebung („So haben wir uns erlebt“) gehoben werden.

Phase 3/Progression – Übungsphase
8. KBT-Doppelstunde. **Gruppenthema:** Durch gesichertes Erleben zu differenzierter Wahrnehmung gelangen; Handlungsimpulse erfassen und ausdrücken können. Dies wird in einer Partner:innenübung mit einem Ball am Rücken besser erlebbar, erfassbar und es wird mitteilbar, was ich im Moment brauche. **Entwicklungspsychologischer Fokus:** Erweiterte Arbeit an den Themen der 4. Stunde (s. o.) variable, emphatische Beziehungsgestaltung im Geben und Bekommen (Affektabstimmung und Verinnerlichung guter Beziehungserfahrungen) (Stern 1992, S. 198 ff.), „wir gestalten uns gegenseitig" (Bleckwedel 2000, S. 134).

Beispiel: In Zweiergruppen nehmen die Gruppenteilnehmer:innen erneut einen Ball. Person A sitzt neben Person B, die in Bauchlage auf dem Boden liegt, und zeigt ihr durch Abrollen mit dem Ball die Struktur ihres Rückens, im Gegensatz zur vorher beschriebenen Sequenz frei gestaltet und ohne strukturierende Anleitung der Gruppenleitung. Die Aktivierung differenzierter Wahrnehmung (Achse IV) (Arbeitskreis OPD, S. 204 f., Tab. 5-3) und hilfreichen Bindungsverhaltens wird mit der Frage an Person B angeregt: „Was können Sie (B) im Moment von Ihrem Rücken durch den Kontakt zum Ball bemerken und was bemerken Sie (A) durch den Ball von Ihrer Partner:in?" An Person A richtet sich die Frage: „Was erfassen Sie von der Struktur des Rückens Ihrer Partner:in durch den Ball? Wollen Sie der Partner:in dabei etwas noch einmal deutlich zeigen?" Danach stehen beide Personen auf und gehen getrennt durch den Raum mit dem Angebot: „Nehmen Sie (Person B) wahr, welchen speziellen Eindruck Sie im Rücken von der Partner:in aus dem Kontakt mitnehmen und (Person A) welcher Eindruck in Ihren Händen vom Rücken der Partner:in bleibt. Nehmen Sie Blickkontakt auf, während Sie diese Eindrücke wach werden lassen und tauschen Sie sich jetzt dazu auch mit Worten aus." Danach wird das Angebot formuliert: „Spüren Sie nochmals in Ihren Rücken, ob da noch ein Wunsch oder Bedürfnis ist, das der Ball bzw. Ihre Partner:in erfüllen kann. Formulieren Sie möglichst genau, was guttut, und stellen Sie diese Erfahrung im erneuten Ballkontakt, wieder im Liegen, her." Danach wird die gesamte Sequenz mit umgekehrten Rollen gestaltet und erlebt (OPD 3, Achse IV, Arbeit am Interessensausgleich, Tab. 5-14, S. 204 ff., an empathischer Kommunikationsbereitschaft, Tab. 5-22, sowie Introjekte nutzen, Tab. 5-25, ebd.).

Fazit: Hier werden Anregungen zum differenzierten Körpererleben mit Aktivierung der Kommunikation und Regulation im frei gestalteten Hand-Ball-Rücken-Kontakt möglich. Dadurch wird, gerade in Fortsetzung der vorherigen, strukturell ähnlichen Sequenz, nun die je eigene Art und spontane Weise des Gestaltens einer Begegnungssequenz erfahrbar. Dadurch wechselt der Handlungsfokus aus der vorherigen, leiterzentrierten, angeleiteten Situation (Regulation von Impuls und Antwort) zur freien Gestaltung von Kontakt und Begegnung. Letztlich führt die Verinnerlichung neuer hilfreicher, freier gestalteter Beziehungserfahrungen im positiven Fall zu vermehrter Sicherheit („Ich kann selbst die Beziehungserfahrung steuern“) im Selbst- und Fremderleben. Hemmende und verunsichernde Momente, noch verschämte Wünsche und Unsicherheiten können in der folgenden Gesprächssituation aufgegriffen, bewusst gemacht und mit der in der Begegnungsszene symbolisierten Lebensgeschichte in Verbindung gesetzt werden.

10. KBT-Doppelstunde. **Gruppenthema:** Spielerischer Umgang mit dem Ball und im direkten Körperkontakt in erweiterten Begegnungsmustern und variabler Gefühlsabstimmung im Umgang miteinander. **Entwicklungspsychologischer Fokus:** freie Gestaltung von Impuls und Antwort; im Wissen um sich selbst mit anderen einen Kontakt gestalten; sich „miteinander eine Geschichte erzählen“ (verbales Selbst) (Stern 1992, S. 231 ff.).

Beispiel: Die Wahl eines Balles zu zweit ist nun keine große Schwelle im Gruppenverlauf mehr. Das Angebot lautet: „Setzen Sie sich bitte Rücken zu Rücken auf eine gemeinsame Matte in einem solchen Abstand, dass Sie den Ball gut zwischen sich und dem Rücken der Partner:in einklemmen können, und führen Sie bitte ein ‚Gespräch ohne Worte‘ mit dem Rücken, indem Sie Ihrer Partner:in alles, was Sie ausdrücken wollen, ‚durch den Ball' mithilfe von Drücken, Rollen, Schieben, Reiben etc. mitteilen." Dieses Miteinander „durch den Ball" als Intermediärobjekt und mit symbolischer Bedeutung (Winnicott 2010; Hochgerner 2015, S. 86–113) befördert ein Wechselspiel von Impuls und Antwort. Verschiedene Variationen im Verhalten führen zur Entwicklung regelrechter „Beziehungsgeschichten" im Partnerkontakt. Spielerisch können Momente des „Miteinander", „Um-einander-Herum" und auch des „Gegeneinander" realisiert und erprobt werden (Aktivierung des Interessensausgleichs, OPD 3, Achse IV, Tab. 5-14, S. 204 ff.).

Kommentar: Unterschiedliche Aspekte des Selbst (z. B. Aktivität/Passivität, Ernsthaftigkeit/Spaß sowie aggressive und libidinöse Impulse) können belebt und in mehr variablen Mustern der Begegnung in Beziehung gebracht und ausprobiert werden (OPD 3, Achse IV, Integrierte Objektwahrnehmung, Tab. 5-8, S. 204 ff. sowie Beziehungen schützen, ebd., Tab. 5-12). Die Akzente liegen auf der Erprobung neuen Erlebens und Verhaltes und der Erweiterung des Selbsterlebens im vertraut-sicheren Raum der Gruppe. Exploratives Verhalten zur Erkundung ungewohnter oder verdrängter Selbstanteile wird angeregt durch das Angebot „einmal etwas mir ganz Ungewohntes oder etwas ganz anderes als üblich zu probieren".

Fazit: In mehreren aufeinander aufbauenden Sequenzen (Gruppenstunden 4–10) führen die Ballinteraktionen zu differenzierterer Kommunikation mit sich und anderen und helfen in der Selbstexploration, verschiedene Aspekte des Selbst zu aktivieren oder auch im Kontakt mit anderen zu erweitern. Nähe und Distanz, Abstimmung von Wünschen und Bedürfnissen sowie Abgrenzungsfähigkeit können mit mehr Selbstsicherheit und Variabilität im Erleben und Verhalten lustvoll-explorativ gestaltet werden. Im Falle negativ gefärbter Vorerfahrungen oder Aktivierung nicht hilfreicher Interaktionsmuster können korrigierende Erfahrungen direkt in der Gruppenstunde entwickelt und ausprobiert werden. Die Übersetzungsarbeit in den Alltag wird angesprochen und aktiv gefördert.

Phase 4/Abschied

12. KBT-Doppelstunde: **Gruppenthema:** Beendigung der Psychotherapiegruppe und Überblick gewinnen: wählen, entscheiden und eigenes Tun verantworten. **Entwicklungspsychologischer Fokus:** Stärkung des autonomen Erlebens und der Identität im Erleben und Handeln.

Beispiel: Ein letztes Mal ermutige ich die Patient:innen, einen Ball zu wählen und sich damit so durch den Raum zu bewegen, „wie ich mich in unterschiedlichen Weisen während des Aufenthaltes hier erlebt habe": Von ruhigem, schützendem Umgang mit dem Ball bis zu vehementem Prellen und Werfen werden verschiedene Erinnerungen im Umgang mit dem Ball wiederbelebt und zum Ausdruck gebracht. Nach einiger Zeit des Erinnerns und Experimentierens ersuche ich, sich vermehrt auf „eine Art des Umgangs mit dem Ball näher einzulassen, die mir im Rahmen des Aufenthaltes besonders wichtig und hilfreich geworden ist". Patientin A prellt den Ball mit beiden Händen so fest auf den Boden, dass er bis fast an die Decke springt, und sagt: „Mir ist wichtig, dass es auch einmal knallen darf, wenn's mir reicht!" (vermehrte Handlungskompetenz im Abgrenzen von malignen Umgangsweisen anderer Personen mit ihr im familiären Umfeld; OPD 3, Achse IV, interpersonelle Kompetenz, Tab. 5-16, S. 204 ff.). Patientin B rollt den Ball wie eine Bowlingkugel durch den Raum und sagt: „Nie wieder mein Ziel aus den Augen verlieren und noch einmal probieren, wenn jemand meinen Ball oder mich aus der Bahn bringt!" (verstärkte Selbstsicherheit, Willenskraft und Handlungskompetenz; OPD 3, Achse IV, Affekte und Fantasien erleben, Tab. 5-18, S. 204 ff.). Patient C hat den Ball sorgsam in eine Decke gebettet und berichtet: „Ich werde meine empfindsamen Anteile besser schützen und nur den Personen zeigen, die mein Vertrauen verdienen " (Lösung aus starken Abhängigkeitsverhältnissen und Selbstunsicherheit in der vielfachen Erfahrung, beschämt und für fremde Bedürfnisse benutzt worden zu sein; OPD 3, Achse IV, emotionale Kontaktaufnahme, Tab. 5-20, S. 204 ff.). Die abschließende wechselseitige Bestätigung durch die Mitpatient:innen zu den einzelnen Ergebnissen und geteilten Erfahrungen in der Gruppe ermöglicht einen gesicherten Übergang aus der schützenden Gruppenatmosphäre im Therapieraum hinaus in den jeweiligen Lebensraum nach dem Therapieaufenthalt.

Fazit: Im handelnden Erleben mit dem Ball werden Momente des realen Gegenstandes mit symbolischem Erleben am Ball in wichtigen Selbst- und Beziehungserfahrungen verbunden. Noch einmal werden handelnd wichtige Erfahrungen und Zukunftsentwürfe miteinander verbunden, gestaltet und damit selbstbestätigend verinnerlicht.

4 Synopsis der Konzentrativen Bewegungstherapie

Markus Hochgerner

Zum Schluss sei noch einmal die knappe Definition der KBT zu Beginn des Buches herangezogen:

> Die Konzentrative Bewegungstherapie ist ein **psychodynamisch fundiertes Psychotherapieverfahren,** welches als wahrnehmungs- und bewegungsorientierter psychotherapeutischer Ansatz das **Körpererleben** ins Zentrum des therapeutischen Geschehens sowie von Veränderungsprozessen stellt.

Die Ausführungen in diesem Buch haben das Verständnis dieser knappen Definition im besten Fall vertieft, mit Hintergrundwissen angereichert und ein lebendiges Bild davon gezeichnet, was KBT sein kann und was theoriegeleitet in welcher Weise in therapeutischen Stunden wie möglich werden kann.

Zum Abschluss sei noch einmal die Arbeitsweise der KBT komprimiert beschrieben:

In der therapeutischen Praxis ist – gleichberechtigt mit dem therapeutischen Gespräch – die Akzentuierung von sensorischer **Wahrnehmung** und motorischer **Bewegung** mit dem damit verbundenen emotionalen Erleben Angelpunkt für **Erfahren, Handeln** und **Erinnern. Leibliches Erleben** ist somit Ausgangs- und Endpunkt im Beziehungsfeld der jeweils individuellen physiologischen, psychosomatischen und psychischen Abläufe im sozialen Erleben und Handeln.

Durch die **konzentrative Beschäftigung** mit entwicklungsgeschichtlich frühen und aktuellen Erfahrungsebenen in der therapeutischen Situation werden Erinnerungen belebt, die im körperlichen Ausdruck als Haltung, Bewegung und Verhalten erscheinen und bis in die vorverbale Zeit zurückreichen können. „Konzentrative Beschäftigung“ meint somit konkret die

Aktivierung zur Einfühlung in inneres Erleben bei zugleich wacher Aufmerksamkeit in der Wahrnehmung des Außen. Den daraus in Wechselwirkung zwischen aktuellem Erleben und verinnerlichter Erfahrung entstehenden (mehr oder weniger angemessenen und hilfreichen) inneren Haltungen und dem damit gefühlten Erleben folgt Ausdruck im Handeln, das im sichtbaren Verhalten in der therapeutischen Situation erfahrbar wird.

Das psychotherapeutische Vorgehen fokussiert das Erleben und hilfreiche Aktivieren sowie die Erweiterung bisheriger **Ressourcen** im körperlichen, psychischen und sozialen Bereich. Das zugleich gezeigte eingeschränkte Erleben und Verhalten bildet im weiteren Vorgehen die Basis psychotherapeutischer Arbeit an problemhaften Themen. Dabei können leidvolle, bisher nicht oder nur schwer zugängliche verdrängte Gefühle und abgespaltene Inhalte sowie damit verbundene Szenen und Gefühle in therapeutischer Begleitung erfahrbar, bearbeitbar und in Folge besser verständlich gemacht werden. Die Integration dieser Erlebnisse in das Selbstbild oder die notwendige Distanzierung aus den betreffenden Inhalten wird möglich. **Konflikte** oder **strukturelle Mängel** werden dabei wiederbelebt, im aktuellen Beziehungsgeschehen therapeutisch angemessen aufgegriffen, **verbal durchgearbeitet** und erneut mit dem im therapeutischen Prozess veränderten **Körpererleben** assoziiert. Die steuernde Wirkung negativer Erlebens- und Verarbeitungsmuster kann dann erkannt und gemindert sowie in korrigierenden therapeutischen Beziehungserfahrungen zielgerichtet gefestigt werden. Zugleich werden durch die Aktivierung von Funktionslust im Handeln und Bewegen positive Ressourcen und Selbstanteile aktiviert. Das damit auf mehreren Ebenen abgesicherte Evidenzerleben durch die Zusammenschau körperlichen Erlebens, aktiver Gestaltung der therapeutischen Szene und verbaler Bearbeitung fördert die Selbstentfaltung und vermindert schädigende Erlebens- und Verhaltensweisen.

Dem **Sprechen** kommt dabei folgende Bedeutung zu: Das Erlebte wird durch Versprachlichung begrifflich erfasst und somit den Ebenen des Denkens, der Assoziation, der Reflexion und der Kommunikation zugeführt.

So wird das Sinnlich-Emotionale mit dem Sprachlich-Kognitiven verbunden.

Der **therapeutische Prozess** gestaltet sich psychodynamisch-interaktionell als Beziehungsgeschehen im Sinne des dialogischen Prinzips, wobei dem Körperdialog und der damit verbundenen Aktivierung der sinnlich-emotionalen Ebene vermehrte Bedeutung zukommt. Die bereits vorsprachlich entwickelte sensomotorische (bzw. primärprozesshafte) Handlungs- und Erlebnisebene wird aktiv in das therapeutische Geschehen mit einbezogen und bildet mit dem sprachlichen (bzw. sekundärprozesshaften) Ausdruck von Erleben und Verhalten eine unauflösbare Einheit.

Literaturverzeichnis

Achatz-Petz, Gudrun (2005): *Die Entstehung und Entwicklung der Konzentrativen Bewegungstherapie. 100 Jahre Psychotherapiegeschichte*. Dissertation, Universität Salzburg.

Anders, Sandra (2021): *Entwicklungspsychologie*. Unveröffentlichtes Skriptum, ÖAKBT.

Anders, Sandra (2022): KBT-therapeutisches Handeln begreifen oder Wie kommt das Angebot in die Therapeutin? Erste Schritte in einem qualitativen Forschungsprozess mit der Reflexive Grounded Theory. *Zeitschrift Konzentrative Bewegungstherapie* 42(53), S. 69–76.

Anzieu, Didier (1996): *Das Haut-Ich*. Frankfurt am Main: Suhrkamp.

Arbeitskreis OPD (Hrsg.) (2009): *Operationalisierte Psychodynamische Diagnostik – OPD-2. Das Manual für Diagnostik und Therapieplanung*. 2. überarb. Aufl. Bern: Huber.

Arbeitskreis OPD (Hrsg.) (2023): *Operationalisierte Psychodynamische Diagnostik – OPD-3. Das Manual für Diagnostik und Therapieplanung*. Bern: Hogrefe.

von Arps-Aubert, Edith (2013): *Das Arbeitskonzept von Elsa Gindler (1885–1961) dargestellt im Rahmen der Gymnastik der Reformpädagogik. „Zulassen, dass sich etwas ändert."* 2. korrigierte Auflage. Hamburg: Dr. Kovac.

Backmann, Ute (2021): *Sexualität in der Konzentrativen Bewegungstherapie*. München: Reinhardt.

Balint, Michael (1987): *Regression. Therapeutische Aspekte und die Theorie der Grundstörung*. Stuttgart: Klett-Cotta.

Balint, Michael (1988): *Die Urformen der Liebe und die Technik der Psychoanalyse*. Stuttgart: Klett-Cotta.

Bauer, Joachim (2002): *Das Gedächtnis des Körpers*. Frankfurt am Main: Eichborn.

Bayerl, Barbara (2006): Psychiatrische Erkrankungen – Beispiel Schizophrenie. In: Schmidt, Evelyn (Hrsg.): *Lehrbuch Konzentrative Bewegungstherapie. Grundlagen und klinische Anwendung*. (S. 243–257). Stuttgart: Schattauer.

Becker, Hans (1981): *Konzentrative Bewegungstherapie. Integrationsversuch von Körperlichkeit und Handeln in den psychoanalytischen Prozeß*. Stuttgart: Thieme.

Becker, Hans (1997): *Konzentrative Bewegungstherapie. Integrationsversuch von Körperlichkeit und Handeln in den psychoanalytischen Prozeß*. Gießen: Psychosozial-Verlag.

Bettighofer, Siegfried (2016): *Übertragung und Gegenübertragung im therapeutischen Prozess.* Stuttgart: Kohlhammer.

Bleckwedel, Jan (2000): Menschliche Kommunikation zwischen Autonomie und Bindung. In: Psychodrama. Heft 1/2 , 10. Jg. München. InSzenario Verlag.

Blunk, Ralph (2006): Neuropsychologie für Psychotherapeutinnen. In: Schmidt, Evelyn (Hrsg.): *Lehrbuch Konzentrative Bewegungstherapie. Grundlagen und Klinische Anwendung.* (S. 41–52). Stuttgart: Schattauer.

Bowlby, John (1969): *Bindung. Eine Analyse der Mutter-Kind-Beziehung.* München: Kindler.

Bowlby, John (2006): *Bindung.* München: Ernst Reinhardt.

Braun, Elvira (2006): Psychosomatische Erkrankungen. In: Schmidt, Evelyn (Hrsg.): *Lehrbuch Konzentrative Bewegungstherapie. Grundlagen und klinische Anwendung.* (S. 155–178). Stuttgart: Schattauer.

Breitenborn, Christine (2006): Chronischer Schmerz. In: Schmidt, Evelyn (Hrsg.): *Lehrbuch Konzentrative Bewegungstherapie. Grundlagen und klinische Anwendung.* (S. 179–195). Stuttgart: Schattauer.

Buber, Martin (1984): *Das dialogische Prinzip.* Heidelberg: Lambert Schneider.

Buber, Martin (1986a): *Begegnung. Autobiographische Fragmente.* Heidelberg: Lambert Schneider.

Buber, Martin (1986b): *Reden über Erziehung.* Heidelberg: Lambert Schneider.

Cserny, Sylvia (1989): *Das Leib-Seele-Problem – Entwicklungspsychologische Grundlagen für eine Körperorientierte Therapie am Beispiel der Konzentrativen Bewegungstherapie.* Dissertation, Universität Salzburg.

Cserny, Sylvia (1995): KBT von der Hilfsmethode zur eigenständigen Psychotherapie. In: Cserny, Sylvia & Paluselli, Christa (Hrsg.): *Der Körper ist der Ort des psychischen Geschehens. Grundlagenwissen der Konzentrativen Bewegungstherapie.* (S. 42–51). Würzburg: Königshausen & Neumann.

Cserny, Sylvia (2000): Perspektiven der Wirklichkeit in der Konzentrativen Bewegungstherapie. In: Fazekas, Tamas (Hrsg.): *Die Wirklichkeit der Psychotherapie. Beiträge zum Wirklichkeitsbegriff.* Klagenfurt: KITAB.

Cserny, Sylvia & Paluselli, Christa (2005): Grundwissen. In: Cserny, Sylvia & Paluselli, Christa (Hrsg.): *Der Körper ist der Ort des psychischen Geschehens. Grundlagenwissen der Konzentrativen Bewegungstherapie.* (S. 67–158). Würzburg: Königshausen & Neumann.

Cserny, Sylvia & Paluselli, Christa (2005): Zur Entwicklung und Geschichte der KBT. Sylvia Cserny, Schriften von 1989–1998. In: Cserny, Sylvia & Paluselli, Ulrike

(Hrsg.): *Der Körper ist der Ort des psychischen Geschehens. Grundlagenwissen der Konzentrativen Bewegungstherapie.* (S. 31–65). Würzburg: Königshausen & Neumann.

Cserny, Sylvia & Paluselli, Christa (Hrsg.) (2006): *Der Körper ist der Ort des psychischen Geschehens. Grundlagenwissen der Konzentrativen Bewegungstherapie.* Würzburg: Königshausen & Neumann.

Cserny, Sylvia & Tempfli, Ulrike (1999): Die Wirkung von Körperinterventionen auf das psychische Geschehen und dessen Veränderung. In: Cserny, Sylvia & Paluselli, Ulrike (Hrsg.): *Der Körper ist der Ort des psychischen Geschehens. Grundlagenwissen der Konzentrativen Bewegungstherapie.* (S. 11–30). (2006). Würzburg: Königshausen & Neumann.

Damasio, Antonio R. (1998): *Descartes Irrtum. Fühlen, Denken und das menschliche Gehirn*. München: Deutscher Taschenbuch Verlag.

Damasio, Antonio R. (2003): *Ich fühle, also bin ich.* München: List.

Diez Grieser, Maria Teresa & Müller, Roland (2019): *Mentalisieren bei Kindern und Jugendlichen*. 2. Aufl. Stuttgart: Klett Cotta.

Doering, Stephan & Hörz, Susanne (2012): *Handbuch der Strukturdiagnostik.* Stuttgart: Schattauer.

Dornes, Martin (1993): *Der kompetente Säugling. Die präverbale Entwicklung des Menschen*. Frankfurt am Main: Fischer.

Dornes, Martin (1997): *Die frühe Kindheit. Entwicklungspsychologie der ersten Lebensjahre*. Frankfurt am Main: Fischer.

Dornes, Martin (2000): *Die emotionale Welt des Kindes*. Frankfurt am Main: Fischer.

Ehrenfried, Lily (1978): Körperliche Erziehung zum seelischen Gleichgewicht. In: Zeitler, Peggy (1991): *Erinnerungen an Elsa Gindler. Bulletins der Sensory Awareness Foundation „Elsa Gindler 1885–1961“.* (S. 34–36). Caldwell, New Jersey 1978–1985. Übersetzung und Privatdruck durch die Herausgeber:innen.

Erikson, Erik H. (1973): *Identität und Lebenszyklus*. Frankfurt am Main: Suhrkamp.

Ermann, Michael (2022): Gegenübertragung. In: Mertens, Wolfgang (Hrsg.): *Handbuch psychoanalytischer Grundbegriffe.* (S. 303–310). Stuttgart: Kohlhammer.

Eulenpesch, Brigitte (2006): Suchterkrankungen. In: Schmidt, Evelyn (Hrsg.): *Lehrbuch Konzentrative Bewegungstherapie. Grundlagen und klinische Anwendung.* (S. 258–267). Stuttgart: Schattauer.

Fairbairn, William (2000): *Das Selbst und die inneren Objektbeziehungen*. Gießen: Psychosozial-Verlag.

Falke Heller, Gertrud (1982): Vom Tanz zur Psychotherapie. In: Zeitler, Peggy (1991): *Erinnerungen an Elsa Gindler. Bulletins der Sensory Awareness Foundation „Elsa Gindler 1885–1961“.* (S. 80–86). Caldwell, New Jersey 1978–1985. Übersetzung und Privatdruck durch die Herausgeber:innen.

Ferenczi, Sandor (1988): *Ohne Sympathie keine Heilung. Das klinische Tagebuch von 1932*. Frankfurt am Main: Fischer.

Fonagy, Peter, Gergely, György, Jurist, Elliot L. & Target, Mary (2019): *Affektregulierung, Mentalisierung und die Entwicklung des Selbst*. 7. Aufl. Stuttgart: Klett-Cotta.

Freud, Anna (1984): *Das Ich und die Abwehrmechanismen*. Frankfurt am Main: Fischer.

Freud, Sigmund (1905/2000): Drei Abhandlungen zur Sexualtheorie. In: Mitscherlich, Alexander, Richards, Angela & Strachey, James (Hrsg.): *Sigmund Freud Studienausgabe. Band 5. Sexualleben.* (S. 37–145). Frankfurt am Main: S. Fischer.

Freud, Sigmund (1923): *Gesammelte Werke, Bd. XIII.* Frankfurt am Main: Fischer.

Freud, Sigmund (1925/2000): Die Verneinung. In: Mitscherlich, Alexander, Richards, Angela & Strachey, James (Hrsg.): *Sigmund Freud Studienausgabe. Band 3. Psychologie des Unbewußten*. (S. 371–377). Frankfurt am Main: S. Fischer.

Fuchs, Thomas (2021): *Das Gehirn – ein Beziehungsorgan. Eine phänomenologisch-ökologische Konzeption*. Stuttgart: Kohlhammer.

Fuchs, Thomas (2022): Zwischenleibliche Diagnostik. In: Höfner, Claudia & Hochgerner, Markus (Hrsg.): *Psychotherapeutische Diagnostik. Kompendium für alle in Österreich anerkannten Therapieverfahren.* (S. 63–76). Berlin: Springer.

Fürstenau, Peter (1992): *Entwicklungsförderung durch Therapie*. München: Pfeiffer.

Gabbard, Glen (2006): Übertragung und Gegenübertragung in der Behandlung von Patienten mit Narzisstischer Persönlichkeitsstörung. In: Kernberg, Otto & Hartmann, Hans-Peter: *Narzissmus*. (S. 693–704). Stuttgart: Schattauer.

Gathmann, Peter (1990): *Pathologie des psychosomatischen Reaktionsmusters*. Wien, Heidelberg: Springer.

Geuter, Ulfried (2019): Gemeinsame Wurzeln, getrennte Jugend, versöhnte Reife? Die Beziehung der Schulen und die Entwicklung der Körperpsychotherapie. In: *Zeitschrift Konzentrative Bewegungstherapie* 36(50), S. 17–26.

Gräff, Christine (2000): *Konzentrative Bewegungstherapie in der Praxis.* Stuttgart: Hippokrates.

Gräff, Christine & L., Maria (2005): *Aus dem Tunnel der Depression. Ein Entwicklungsweg mit Konzentrativer Bewegungstherapie.* Gießen: Psychosozial-Verlag.

Grawe, Klaus, Donat, Ruth & Bernauer, Friederike (1994): *Psychotherapie im Wandel*. Göttingen: Hogrefe.

Grohte, Klaus-Dieter (1991): Weder Autismus noch Symbiose. Neuere Erkenntnisse der psychoanalytischen Entwicklungspsychologie aus der Sicht der Kleinkindforschung. In: *Konzentrative Bewegungstherapie. Zeitschrift des DAKBT* 20, S. 19–32.

Hartkamp, Norbert (2022): Ich-Psychologie. In: Mertens, Wolfgang (Hrsg.): *Handbuch psychoanalytischer Grundbegriffe.* (S. 411–415). Stuttgart: Kohlhammer.

Hartmann, Heinz (1972): *Ich-Psychologie. Studien zur psychoanalytischen Theorie.* Stuttgart: Klett.

Herold, Reinhard & Weiß, Heinz (2022): Übertragung. In: Mertens, Wolfgang (Hrsg.): *Handbuch psychoanalytischer Grundbegriffe.* (S. 1012–1026). Stuttgart: Kohlhammer.

Hilker, Franz (1961): Dem Andenken einer großen Pädagogin. In: Zeitler, Peggy (1991): *Erinnerungen an Elsa Gindler. Bulletins der Sensory Awareness Foundation „Elsa Gindler 1885–1961“.* Nr. 10, Band I und II; „The Work after Elsa Gindler“ Nr. 11; „Elfriede Hengstenberg, Her Life and Work“ Nr. 12; Caldwell, New Jersey 1978–1985. Übersetzung in Zusammenarbeit mit den Autor:innen. (S. 133–139). Privatdruck durch die Herausgeber.

Hochgerner, Markus & Wildberger, Elisabeth Hrsg. (1994): Die Gruppe in der Psychotherapie. Wien: Facultas.

Hochgerner, Markus (1995): *Der erweiterte Gestaltkreis Victor v. Weizsäckers als Entwicklungs-, Krankheits- und Behandlungsmodell in der Konzentrativen Bewegungstherapie.* Unveröffentlichter Vortrag zur Lehrbeauftragung im Österreichischen Arbeitskreis für Konzentrative Bewegungstherapie (ÖAKBT).

Hochgerner, Markus (1998): Der Beitrag der Konzentrativen Bewegungstherapie (KBT) im Gesamtbehandlungsplan der stationären Psychotherapie. In: Vandieken Roland, Häckel Eduard & Mattke Dankwart (Hrsg): *Was tut sich in der stationären Psychotherapie? Standorte und Entwicklungen.* Gießen: Psychosozial.

Hochgerner, Markus (2000): Konzentrative Bewegungstherapie: In: Stumm, Gerhard & Pritz, Alfred: *Wörterbuch der Psychotherapie.* Wien, New York: Springer.

Hochgerner Markus (2005a): *Psychodynamische Diagnostik in Psychotherapie und Beratung.* Masterthesis, Donau-Universität Krems.

Hochgerner, Markus (2005b): Fördernde und hemmende Aspekte eines Pioniers umfassender Psychotherapie: „... und jetzt machen Sie es einmal ganz anders!“ In: Purschke-Heinz, Barbara & Schwarze, Renate (Hrsg.): *KBT auf dem Weg. Gedenkschrift für Helmuth Stolze, den Begründer der Konzentrativen Bewegungstherapie.* Telgte: DAKBT-Selbstverlag.

Hochgerner, Markus (2007): *Die Verwendung von Gegenständen in der Psychotherapie Erwachsener.* Masterthesis, Donau-Universität Krems.

Hochgerner, Markus (2015): *Die Verwendung von Gegenständen in der Psychotherapie. Theorie und Praxis des heilsamen Gebrauchs konkreter Objekte in der psychotherapeutischen Behandlung Erwachsener.* Saarbrücken: AV-Akademikerverlag.

Hochgerner, Markus (Hrsg.) (2021): Grundlagen der Psychotherapie. Lehrbuch zum Psychotherapeutischen Propädeutikum. 2. Auflage. Wien: Facultas.

Hochgerner, Markus (Hrsg.) (2021): Psychotherapeutische Diagnostik. In: Hochgerner, Markus (Hrsg.): *Grundlagen der Psychotherapie*. 2. Auflage. Wien: Facultas.

Hochgerner, Markus & Wildberger, Elisabeth (Hrsg.) (1994): *Die Gruppe in der Psychotherapie.* Wien: Facultas.

Hofinger, Helga (2021): Strukturierte Körperarbeit in der psychotherapeutischen Behandlung von Persönlichkeitsstörungen. In: *Zeitschrift Konzentrative Bewegungstherapie* 38(52), S. 47–57.

Höfner, Claudia, Hochgerner, Markus & Edlhaimb-Hrubec, Christiana Maria (2022): Psychotherapeutische Diagnostik in der Behandlung psychisch Erkrankter. In: Höfner, Claudia & Hochgerner, Markus (Hrsg.): *Psychotherapeutische Diagnostik. Kompendium für alle in Österreich anerkannten Therapieverfahren.* (S. 3–16). Berlin: Springer.

Holm-Hadulla, Rainer (1997): *Die psychotherapeutische Kunst.* Göttingen: Vandenhoeck & Ruprecht.

Joraschky, Peter, Loew, Thomas & Röhricht, Frank (Hrsg.) (2009): *Körpererleben und Körperbild. Ein Handbuch zur Diagnostik.* Stuttgart: Schattauer.

Jung, Carl Gustav (2021): *Gesammelte Werke 1–20.* Ostfildern: Pathmos.

Kandel, Eric (1996): Zelluläre Grundlagen von Lernen und Gedächtnis. In: Kandel, Eric, Schwartz, James & Jessell, Thomas (Hrsg.): *Neurowissenschaften.* (S. 685–714). Heidelberg: Spektrum.

Keil, Sylvia & Keil, Wolfgang (2023): Nichts ist theoretischer als eine gute Praxis. In: Datler, Wilfried, Drossos, Alexandra, Gornik, Elke & Korunka, Christian (Hrsg.): *Akademisierung der Psychotherapie. Aktuelle Entwicklungen, historische Annäherungen und internationale Perspektiven.* (S. 393–406). Wien: Facultas.

Kernberg, Otto F. (1988): Die Konzeptualisierung intrapsychischer Strukturen: Eine Übersicht. In: Kernberg, Otto F. (Hrsg.): *Innere Welt und äußere Realität. Anwendungen der Objektbeziehungstheorie.* München, Wien: Verlag Internationale Psychoanalyse.

Kintrup, Kathinka (2015): *KBT – ein Ansatz zur strukturellen Nachreifung? Ein Versuch, die Konzentrative Bewegungstherapie mit dem Strukturkonzept der OPD zu verbinden.* Unveröffentlichte Zulassungsarbeit zur Lehrbeauftragung im DAKBT.

König, Karl (2007): *Abwehrmechanismen.* Göttingen: Vandenhoeck & Ruprecht.

Kriz, Jürgen (2001): *Grundkonzepte der Psychotherapie.* München: Psychologie Verlags Union.

Küchenhoff, Joachim (2008): Den Körper verstehen – psychoanalytische Annäherungen. In: Küchenhoff, Joachim & Wiegerling, Klaus: *Leib und Körper. Philosophie und Psychologie im Dialog.* (S. 72–131). Göttingen: Vandenhoeck und Ruprecht.

Küchenhoff, Joachim & Agarwalla, Puspa (2012): *Körperbild und Persönlichkeit. Die klinische Evaluation des Körpererlebens mit der Körperbild-Liste.* Berlin, Heidelberg: Springer.

Lachmann, Rudolf (2000): *Susanne K. Langer. Die lebendige Form menschlichen Fühlens und Verstehens.* München: Fink.

Langer, Susanne K. (1992): *Philosophie auf neuem Wege. Das Symbol im Denken, im Ritus und in der Kunst.* Frankfurt am Main: Fischer.

Laplanche, Jean & Pontalis, Jean-Bertrand (1973): *Das Vokabular der Psychoanalyse.* Frankfurt am Main: Suhrkamp.

Lichtenberg, Joseph D., Lachmann, Frank M. & Fosshage, James L. (2000): *Das Selbst und die motivationalen Systeme. Zu einer Theorie psychoanalytischer Technik.* Frankfurt am Main: Brandes & Apsel.

zur Lippe, Rudolf (1974): *Naturbeherrschung am Menschen, Band I und II.* Frankfurt am Main: Suhrkamp.

zur Lippe, Rudolf (1978): *Am eigenen Leibe. Zur Ökonomie des Lebens.* Frankfurt am Main: Suhrkamp.

Löhreke, Erna (1980): Auszüge aus Briefen von Elsa Gindler an Erna Löhreke. In: Zeitler, Peggy (1991): *Erinnerungen an Elsa Gindler. Bulletins der Sensory Awareness Foundation „Elsa Gindler 1885–1961".* Nr. 10, Band I und II; „The Work after Elsa Gindler" Nr. 11; „Elfriede Hengstenberg, Her Life and Work" Nr. 12; Caldwell, New Jersey 1978–1985. Übersetzung in Zusammenarbeit mit den Autor:innen. (S. 119–131). Privatdruck durch die Herausgeber.

Lorenzer, Alfred (1973): *Sprachzerstörung und Rekonstruktion.* Frankfurt am Main: Suhrkamp.

Lorenzer, Alfred (2002): *Die Sprache, der Sinn, das Unbewußte.* Stuttgart: Klett-Cotta.

Ludwig, Sophie (2021): *Elsa Gindler – von ihrem Leben und Wirken. „Wahrnehmen, was wir empfinden".* 3. Auflage. Berlin: Heinrich Jacoby-Elsa Gindler-Stiftung.

Mahler, Margaret S., Pine, Fred & Bergmann, Anni (1980): *Die psychische Geburt des Menschen. Symbiose und Individuation.* Frankfurt am Main: Fischer.

Merleau-Ponty, Maurice (1965): *Phänomenologie der Wahrnehmung*. Berlin: Walter de Gruyter & Co.

Merleau-Ponty, Maurice (2019): *Das Primat der Wahrnehmung*. Frankfurt am Main: Fischer.

Mertens, Wolfgang (1998): *Psychoanalytische Grundbegriffe. Ein Kompendium*. 2. überarbeitete Auflage. Weinheim: Psychologie Verlags Union.

Mertens, Wolfgang & Waldvogel, Bruno (Hrsg.) (2008): *Handbuch psychoanalytischer Grundbegriffe*. 3. überarb., erw. Aufl. Stuttgart: Kohlhammer.

Ogden, Thomas H. (1985): On Potential Space. In: *International Journal of Psycho-Analysis* 66, S. 129–141.

Paluselli, Christa (2005): Die KBT im Lichte der Neurowissenschaften. KBT als expliziter Zugang zu impliziten, unbewussten Gedächtnisinhalten. In: Cserny, Sylvia & Paluselli, Christa (Hrsg.): *Der Körper ist der Ort des psychischen Geschehens. Grundlagenwissen der Konzentrativen Bewegungstherapie.* (S. 159–226). Würzburg: Königshausen & Neumann.

Paluselli-Mortier, Christa (2016): Auswirkungen der KBT auf neuronale Strukturen. In: Schmidt, Evelyn (Hrsg.): *Lehrbuch Konzentrative Bewegungstherapie. Grundlagen und störungsspezifische Anwendung*. 2. Auflage. (S. 43–56). Stuttgart: Schattauer.

Pauen, Michael (2016): *Die Natur des Geistes.* Frankfurt am Main: Fischer.

Petzold, Hilarion (1993): *Integrative Therapie.* Paderborn: Junfermann.

Petzold, Hilarion (Hrsg.) (2012): *Identität. Ein Kernthema moderner Psychotherapie – interdisziplinäre Perspektiven*. Wiesbaden: Verlag für Sozialwissenschaften.

Piaget, Jean (1969): *Nachahmung, Spiel und Traum.* Stuttgart: Ernst Klett.

Piaget, Jean (1973): *Das Erwachen der Intelligenz beim Kinde.* Stuttgart: Klett-Cotta.

Planck, Rubin & Planck, Gertrude (1988): *Angewandte Ich-Psychologie.* Stuttgart: Klett-Cotta.

Planck, Rubin & Planck, Gertrude (1989a): *Ich-Psychologie II.* Stuttgart: Klett-Cotta.

Planck, Rubin & Planck, Gertrude (1989b): *Jenseits der Ich-Psychologie.* Stuttgart: Klett-Cotta.

Plassmann, Reinhard (2022): Körperbild, Körperschema, Körperselbst. In: Mertens, Wolfgang (Hrsg.): *Handbuch psychoanalytischer Grundbegriffe.* (S. 511–515). Stuttgart: Kohlhammer.

Pokorny, Veronika, Hochgerner, Markus & Cserny, Sylvia (2001): *Konzentrative Bewegungstherapie. Von der körperorientierten Methode zum psychotherapeutischen Verfahren.* Wien: Facultas.

Röhricht, Frank (2000): *Körperorientierte Psychotherapie psychischer Störungen.* Göttingen: Hogrefe.

Röhricht, Frank, Seidler, Karl-Peter, Joraschky, Peter, Loew, Thomas, Porsch, Ulrich & Schreiber-Willnow, Karin (2005): Konsensuspapier zur terminologischen Abgrenzung von Teilaspekten des Körpererlebens in Forschung und Praxis. In: *Psychother Psych Med* 55, S. 183–190.

Roth, Gerhard & Strüber, Nicole (2018): *Wie das Gehirn die Seele macht.* Stuttgart: Klett-Cotta.

Rudolf, Gerd (2006): *Strukturbezogene Psychotherapie.* 2. Auflage. Stuttgart: Schattauer.

Rudolf, Gerd (2010): *Psychodynamische Psychotherapie. Die Arbeit an Konflikt, Struktur und Trauma.* Stuttgart: Schattauer.

Rudolf, Gerd (2019): *Psychodynamisch denken – tiefenpsychologisch handeln. Praxis der tiefenpsychologisch fundierten Psychotherapie.* Stuttgart: Schattauer.

Rudolf, Gerd (2020): *Strukturbezogene Psychotherapie (SP). Leitfaden zur psychodynamischen Psychotherapie struktureller Störungen.* 4. aktual. u. erw. Aufl. Stuttgart: Schattauer.

Scharfetter, Christian (2020): *Allgemeine Psychopathologie. Eine Einführung.* Stuttgart: Thieme.

Scheepers-Assmus, Clara (2016): *Konzentrative Bewegungstherapie und Ergotherapie. „Weißt du, was du willst, oder spürst du, was du brauchst?“.* Idstein: Schulz-Kirchner.

Scheepers-Assmus, Clara, Kintrup, Kathinka, Eulenpesch, Brigitte, Freudenberg, Nina, Kühnel, Ulrike & Stippler-Korp, Maria (2016): KBT-Diagnostik. Sonderheft des DAKBT und ÖAKBT. In: *Zeitschrift Konzentrative Bewegungstherapie*, Sonderheft 2016.

Schilder, Paul (1950): The image and appearance of the human body. Zit. Nach Maaser, R., Besuden, F., Bleichner, F., Schütz, R. (1994) *Theorie und Methode der körperbezogenen Psychotherapie.* Stuttgart, Berlin, Köln: Kohlhammer.

Schmidt, Evelyn (1994): *Sprechen und Bewegen. Sprechen aus Sicht der Konzentrativen Bewegungstherapie.* Unveröffentlichte Zulassungsarbeit im Rahmen der Lehrbeauftragtenprüfung beim DAKBT.

Schmidt, Evelyn (2006): *Lehrbuch Konzentrative Bewegungstherapie. Grundlagen und klinische Anwendung*. Stuttgart: Schattauer.

Schmitz, Ulrike (2004): *Konzentrative Bewegungstherapie (KBT) zur Traumabewältigung. Ein handlungsorientierter Ansatz*. Göttingen: Vandenhoeck & Ruprecht.

Schmitz, Ulrike (2006): Bewältigung traumatischer Ereignisse. In: Schmidt, Evelyn (Hrsg.): *Lehrbuch Konzentrative Bewegungstherapie. Grundlagen und klinische Anwendung*. (S. 233–242). Stuttgart: Schattauer.

Schmitz, Ulrike (2018): Konzentrative Bewegungstherapie zur Traumabewältigung – eine Fallvignette aus der Paartherapie. In: Büttner, Melanie (Hrsg.): *Sexualität und Trauma. Grundlagen und Therapie traumaassoziierter sexueller Störungen*. (S. 372–380). Stuttgart: Schattauer.

Schreiber-Willnow, Karin (2010): *Körper-, Selbst- und Gruppenerleben in der stationären Konzentrativen Bewegungstherapie*. Gießen: Psychosozial-Verlag.

Schreiber-Willnow, Karin (2016): *Konzentrative Bewegungstherapie*. München: Ernst Reinhardt.

Schuierer, Sissi (2005): *Anregungen aus humanistischer Sicht zum Menschenbild der Konzentrativen Bewegungstherapie*. Zulassungsarbeit zur Lehrbeauftragung. Österreichischer Arbeitskreis für Konzentrative Bewegungstherapie (ÖAKBT). Wien.

Schüller, Silvia (2017): Symbol und Symbolisierungsfähigkeit. Kartierung einer Bedeutungslandschaft. In: *Zeitschrift Konzentrative Bewegungstherapie*. 34(47), S. 15–21.

Schultz-Venrath, Ulrich (2021): *Mentalisieren des Körpers. Mentalisieren in Klinik und Praxis*. Stuttgart: Klett-Cotta.

Seewald, Jürgen (2000): *Leib und Symbol. Ein sinnverstehender Zugang zur kindlichen Entwicklung*. 2. Aufl. München: Wilhelm Fink.

Seidler, Klaus-Peter, Grützmacher, Swantje, Epner, Alexandra & Schreiber-Willnow, Karin (2018): Neue empirische Veröffentlichungen zur Konzentrativen Bewegungstherapie (KBT): Ergänzungen des Archives der empirischen Literatur zur KBT. In: *Zeitschrift Konzentrative Bewegungstherapie*; Forschungsarchiv Ergänzung, Heft 2; Sonderheft des DAKBT und ÖAKBT 35(49).

Seiffge-Krenke, Inge (2009): *Psychotherapie und Entwicklungspsychologie. Beziehungen: Herausforderungen, Ressourcen, Risiken*. Heidelberg: Springer.

Simonelli, Thierry & Zepf, Siegfried (2015): *Verstehen und Begreifen in der Psychoanalyse*. Gießen: Psychosozial-Verlag.

Slunecko, Thomas (1996): *Wissenschaftstheorie und Psychotherapie. Ein konstruktiv-realistischer Dialog.* Wien: Universitätsverlag.

Staats, Hermann, Dally, Andreas & Bolm, Thomas (2014): *Gruppenpsychotherapie und Gruppenanalyse. Ein Lehr- und Lernbuch für Klinik und Praxis.* Göttingen: Vandenhoeck & Ruprecht.

Stern, Daniel N. (1992): *Die Lebenserfahrung des Säuglings.* Stuttgart: Klett-Cotta.

Stern, Daniel (1993): *Tagebuch eines Babys. Was ein Kind sieht, spürt, fühlt und denkt.* München, Berlin: Piper.

Stern, Daniel (1998): *Geburt einer Mutter. Die Erfahrung, die das Leben einer Frau für immer verändert.* Frankfurt am Main: Brandeis & Apsel.

Stern, Daniel N. (2005): *Der Gegenwartsmoment. Veränderungsprozesse in Psychoanalyse, Psychotherapie und Alltag.* Frankfurt am Main: Brandes & Apsel.

Stippler-Korp, Maria (2022): Diagnostik in der Konzentrativen Bewegungstherapie. In: Höfner, Claudia & Hochgerner, Markus (Hrsg.): *Psychotherapeutische Diagnostik. Kompendium für alle in Österreich anerkannten Therapieverfahren.* (S. 215–226). Berlin: Springer.

Stippler-Korp, Maria & Schüller Galambos, Silvia (Hrsg.) (2023): *Konzentrative Bewegungstherapie. Psychotherapie mit Leib und Seele.* Stuttgart: Kohlhammer.

Stolze, Helmuth (1972): Selbsterfahrung und Bewegung. In: Stolze, Helmuth (Hrsg.): *Die Konzentrative Bewegungstherapie. Grundlagen und Erfahrungen.* (2002). 3. ergänzte Aufl. (S. 71–85). Wien: Springer.

Stolze, Helmuth (1981): Zur Geschichte der Konzentrativen Bewegungstherapie. In: Stolze, Helmuth (Hrsg.): *Die Konzentrative Bewegungstherapie. Grundlagen und Erfahrungen.* (2002). 3. ergänzte Aufl. (S. 278–281). Wien: Springer.

Stolze, Helmuth (1989): Definitionen – Beschreibungen – Begriffsklärungen. In: Stolze, Helmuth (Hrsg.): *Die Konzentrative Bewegungstherapie. Grundlagen und Erfahrungen.* (2002). 3. ergänzte Aufl. (S. 221–224). Wien: Springer.

Stolze, Helmuth (2002): *Die Konzentrative Bewegungstherapie. Grundlagen und Erfahrungen.* 3., ergänzte Auflage. Berlin, Heidelberg: Springer.

Strauß, Bernhard (2000): Behandlungseffekte in therapeutischen Gruppen. In: Tschuschke, Volker (2000) (Hrsg.): *Praxis der Gruppenpsychotherapie.* (S. 180–187). Stuttgart, New York: Thieme.

Strauß, Bernhard (2022): Gruppenpsychotherapie. Grundlagen und integrative Konzepte. Stuttgart. Kohlhammer.

Strauß, Bernhard (2014): *Bindung.* Gießen: Psychosozial.

Strauß, Bernhard (2022): *Gruppenpsychotherapie. Grundlagen und integrative Konzepte*. Stuttgart. Kohlhammer.

Strauß, Bernhard, Galliker, Mark, Linden, Michael & Schweitzer, Jochen (2021): *Ideengeschichte der Psychotherapieverfahren*. Stuttgart: Kohlhammer.

Taubner, Svenja (2016): *Konzept Mentalisieren. Eine Einführung in Forschung und Praxis*. Gießen: Psychosozial-Verlag.

Thill, Iris (2023): *Handeln und Sprechen*. Unveröffentlichtes Skriptum des ÖAKBT.

Tschuschke, Volker (2001) (Hrsg.): *Praxis der Gruppenpsychotherapie*. Stuttgart, New York: Thieme.

Wallin, David J. (2016): *Bindung und Veränderung in der psychotherapeutischen Beziehung. Grundlagen und Anwendung*. Lichtenau/Westf.: Probst.

Weizsäcker, Viktor von (1940): *Der Gestaltkreis*. Stuttgart: Thieme.

Wessendorf, Sabine (2019): „Zeige (mir) deine Wunde". In: *Zeitschrift Konzentrative Bewegungstherapie* 36(50), S. 58–67.

Wiegerling, Klaus (2008): Leib und Körper. In: Küchenhoff, Joachim & Wiegerling, Klaus: *Leib und Körper*. *Philosophie und Psychologie im Dialog*. (S. 7–71). Göttingen: Vandenhoeck und Ruprecht.

Wilhelm, Rudolf (1961): Elsa Gindler. Eine große Pädagogin besonderer Art. In: Zeitler, Peggy (1991): *Erinnerungen an Elsa Gindler. Bulletins der Sensory Awareness Foundation „Elsa Gindler 1885–1961"*. Nr. 10, Band I und II; „The Work after Elsa Gindler" Nr. 11; „Elfriede Hengstenberg, Her Life and Work" Nr. 12; Caldwell, New Jersey 1978–1985. Übersetzung in Zusammenarbeit mit den Autor:innen. (S. 18–28). Privatdruck durch die Herausgeber.

Winnicott, Donald W. (1960): *Primäre Mütterlichkeit*. In: *Psyche* 7, S. 393–399.

Winnicott, Donald W. (1969): *Übergangsobjekt und Übergangsphänomene*. In: *Psyche* 23, S. 666–682.

Winnicott, Donald W. (1992): *Kind, Familie und Umwelt*. München, Basel: Reinhardt.

Winnicott, Donald W. (2010): *Vom Spiel zur Kreativität*. 12. Aufl. Stuttgart: Klett-Cotta.

Wöller, Wolfgang & Kruse, Johannes (2010): *Tiefenpsychologisch fundierte Psychotherapie. Basisbuch und Praxisleitfaden*. 3. Aufl. Stuttgart: Schattauer.

Wöller, Wolfgang & Kruse, Johannes (2018): *Tiefenpsychologisch fundierte Psychotherapie. Basisbuch und Praxisleitfaden*. 5. Aufl. Stuttgart: Schattauer.

Yalom, Irving (2015): *Theorie und Praxis der Gruppenpsychotherapie*. Stuttgart: Klett-Cotta.

Zahavi, Dan (2018): *Phänomenologie für Einsteiger*. Paderborn: Wilhelm Fink.

Zeitler, Peggy (1991): *Erinnerungen an Elsa Gindler. Bulletins der Sensory Awareness Foundation „Elsa Gindler 1885–1961“.* Nr. 10, Band I und II; „The Work after Elsa Gindler“ Nr. 11; „Elfriede Hengstenberg, Her Life and Work“ Nr. 12; Caldwell, New Jersey 1978–1985. Übersetzung in Zusammenarbeit mit den Autor:innen. Privatdruck durch die Herausgeber.

Zelnick, Lawrence M. & Buchholz, Ester S. (1991): Der Begriff der inneren Repräsentanz im Lichte der neueren Säuglingsforschung. In: *Psyche* 45, S. 810–846.

Abbildungsverzeichnis

Nachwort

Bezugnehmend auf das Zitat von Elsa Gindler zu Beginn des Buches haben wir uns nun wohl daran „ausgearbeitet“, die KBT als Methode ein weiteres Stück begreifbarer, fassbarer und lehrbarer zu machen. Nun scheint es, als hätten uns diese Mühen, die vielen Facetten der KBT zu beschreiben, am Ende des Buches wieder genau zum Anfang zurückgeführt: zur Haltung dem Menschen gegenüber, zur Haltung dem Mensch-Sein gegenüber. Denn im Schreiben des Buches wurde immer deutlicher, wie tiefgreifend die Haltung Elsa Gindlers auch in der heutigen KBT-Arbeit (wenn auch auf andere Weise) zum Tragen kommt. Im Nachklang erscheint es uns daher passend, noch einmal die Person Elsa Gindler zu zeigen und sie auch selbst zu Wort kommen zu lassen.

Rudolf Wilhelm und Franz Hilker über Elsa Gindler:

> „Sie wurde in Berlin geboren (...) und ist in Berlin gestorben. Sie verließ Berlin auch nicht in den Jahren der braunen Herrschaft, deren Unmenschlichkeit sie früh erkannt hatte. Sie half den Verfolgten, wo sie nur helfen konnte, mit Unterschlupf und Nahrung und guten Worten.“ (Wilhelm 1961, S. 28)

> „Pädagogik und Leben, Wachheit und Verantwortung gehören für Elsa Gindler untrennbar zusammen (...). Nicht vergessen werden darf, was sie für die politisch und rassisch Verfolgten getan hat. Sie half ihnen, der Verfolgung zu entkommen (...) und sprach ihnen Mut und Willen zum Weiterleben zu.“ (Hilker 1961, S. 138–139)

Elsa Gindler an ihre Schwester, Januar 1947:

> „Dass ich in all den Jahren immer in Angst vor der Gestapo leben musste, weil ich Verfolgten half, sie beherbergte und versorgte (...) ach, ich tat ja nur das Selbstverständliche (...)“.

> Ein Gedenkstein in Israel – in Yad Vashem – erinnert an Gindlers menschliches Verhalten. (von Arps-Aubert 2013, S. 27)

Elsa Gindler an Erna Löhreke, September 1955:

> „Behalten Sie Spaß am Leben und seinen sich immer verändernden Aufgaben. Nur durch Auseinandersetzung wird man reifer, denn erst beim Auseinandersetzen erfährt man, was mehr oder weniger so ist, wie es von der Wirklichkeit her sein will." (Löhreke 1980, S. 129–130)

Elsa Gindler an Erna Löhreke, Mai 1956:

„Sie werden auch immer wieder erleben, wie schwer es ist, sich immer wieder von neuem zu begegnen und wie schwer man sich oft auffindet. Das bleibt unsere Aufgabe! (...) Es lohnt sich immer, auch nur ein bisschen mehr bei sich anzukommen." (ebd.)

Über die Autorin und den Autor

Mag.[a] Sandra Anders
Psychotherapeutin für Kinder, Jugendliche und Erwachsene, Klinische und Gesundheitspsychologin. Lehrtherapeutin und Ausbildungsleiterin für Konzentrative Bewegungstherapie im Österreichischen Arbeitskreis für Konzentrative Bewegungstherapie (ÖAKBT). Mediatorin. Arbeitsschwerpunkte: psychiatrische und psychosomatische Erkrankungen, Kinder psychisch kranker Eltern, Supervision. Tätig in freier Praxis in Wien.
sandra.anders@hotmail.com

Markus Hochgerner, MSc MSc
Psychotherapeut und Gesundheitspsychologe. Lehrtherapeut für Konzentrative Bewegungstherapie (ÖAKBT). Arbeitsschwerpunkte: strukturelle und somatoforme Störungen in Gruppen- und Einzelpsychotherapie (Psychotherapeutische Ambulanz (PTA), 1030 Wien). Supervisor in psychiatrischen und psychosomatischen Einrichtungen. Wissenschaftlicher Leiter des Propädeutikums im Österreichischen Arbeitskreis für Gruppentherapie und Gruppendynamik (ÖAGG).
markus@hochgerner.net

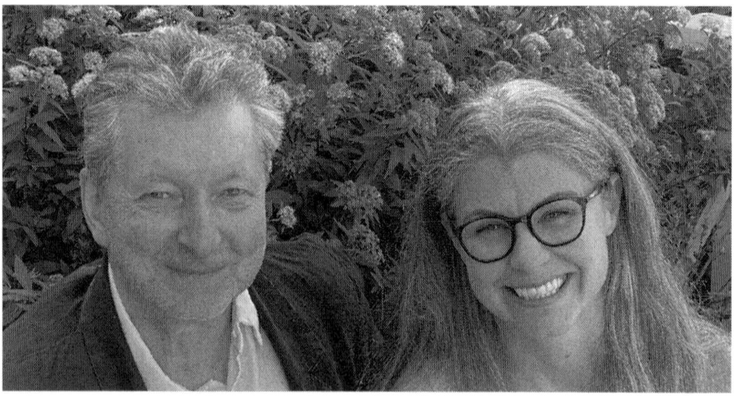